Klini

T0281548

U. Wiedmer   F. Freuler   D. Bianchini

Gipsfibel

2 Geläufige Fixationen und
Extensionen bei Verletzungen
im Kindesalter

Mit einem Vorwort von Professor B. G. Weber

Mit 55 Abbildungen
in 198 Teildarstellungen

Springer-Verlag
Berlin Heidelberg New York 1976

Dr. med. Ulrich Wiedmer
Dr. med. Franz Freuler
Domizio Bianchini

Kantonsspital St. Gallen, Klinik für Orthopädie,
Chirurgie des Bewegungsapparates,
CH-9006 St. Gallen

ISBN-13: 978-3-540-07521-9   e-ISBN-13: 978-3-642-66272-0
DOI: 10.1007/ 978-3-642-66272-0

Library of Congress Cataloging in Publication Data: Freuler Franz, 1939 – Gipsfibel. (Kliniktaschenbücher). Vol. 2 by U. Wiedmer, F. Freuler and D. Bianchini. Contents: 1. Geläufige Fixationen und
Extensionen bei Verletzungen im Erwachsenenalter. 2. Geläufige Fixationen und Extensionen bei
Verletzungen im Kindesalter. 1. Plaster casts, Surgical. 2. Fracture fixation. I. Wiedmer, Ulrich, 1941 –
joint author. II. Bianchini, Domizio, 1940 – joint author. III. Title. RD114. F73. 617'.15'028. 74–14922.

Satz- u. Bindearbeiten: G. Appl, Wemding. Druck: aprinta, Wemding

Vorwort

Die Frakturen im Kindesalter sind anders als Frakturen beim Erwachsenen. Sie ereignen sich am wachsenden Skelett, und der im Wachstum begriffene Knochen reagiert nach einer Fraktur auf seine eigene Art und Weise.

Anders sind aber auch Indikation, Methodik und Technik konservativer und operativer Behandlungsmaßnahmen. In der Gipsfibel 2 werden die an unserer Klinik bewährten konservativen Verfahren reproduzierbar dargestellt. Dr. Freuler, Dr. Wiedmer und Herr D. Bianchini betonen dabei immer wieder das Besondere der Behandlung beim Kind im Gegensatz zu jener im Erwachsenenalter. Sollte dies der Gipsfibel 2 gelingen, kommt dies unseren kleinen Unfallpatienten zugute, und dafür bin ich meinen Mitarbeitern sehr dankbar.

B. G. WEBER

Inhaltsverzeichnis

Einleitung

Fractures in children
are different
Blount

Extremitätenverletzungen und vor allem Frakturen sind im Kindesalter häufig. Ein großer Teil davon kann sehr gut in der Praxis ambulant behandelt werden und benötigt keinen Spitalaufenthalt. Es gibt nur vereinzelte, aber um so wichtigere Indikationen zur Hospitalisation und zur Operation.

In diesem Büchlein soll versucht werden, einfache risikoarme, konservative Behandlungsmethoden und klare Indikationen zur Operation in systematischer Darstellung zusammenzustellen.

Da Frakturen bei Kindern normalerweise rasch und problemlos heilen, ist es um so bedauerlicher, wenn durch zu aktive oder zu nachlässige Behandlungsarten Schäden entstehen, die zu Verkrüppelungen führen und trotz Korrekturoperationen einen bleibenden Integritätsschaden hinterlassen.

Es werden Methoden besprochen, die sich in unserer Klinik seit Jahren bewährt haben. Prof. M. E. MÜLLER hat die St. Galler Traumatologen- und Orthopädenschule 1961 gegründet und klare Behandlungsrichtlinien eingeführt. Der jetzige Klinikchef, Prof. B. G. WEBER, hat sich mit der Problematik der Kinderfrakturen besonders befaßt und verschiedene neue Behandlungsmethoden angegeben. Ihm gebührt ganz besonderer Dank für die Anregungen und Unterstützung, die er uns bei der vorliegenden Arbeit gegeben hat. Die leitenden Ärzte der Klinik, Herr Dr. SEGMÜLLER und Herr Dr. MAGERL, haben uns in den Kapiteln Handchirurgie und Wirbelfrakturen beraten. Herr Dr. BRUNNER, erster Oberarzt, hat uns mit seinen Erfahrungen in Kinderorthopädie und -traumatologie viele nutzliche Hinweise gegeben. Ihnen allen sei herzlich gedankt.

Auch in der Gipsfibel 2 schien uns die Photographie das geeignete Mittel zur Darstellung der verschiedenen Gipse zu sein. Unsere Photolaborantinnen Frau SCHAFFNER und Frl. CLERICI haben sich dieser Aufgabe glänzend entledigt. Ohne die tatkräftige Mithilfe der beiden wissenschaftlichen Sekretärinnen Frau SPIESS und Frl. SCHNEGG wäre die Arbeit für uns kaum zu bewältigen gewesen.

Unser Dank richtet sich auch an den Springer-Verlag, insbesondere an Herrn Prof. ANGERMEIER und Herrn MATTHIES, welche uns jederzeit mit Rat und Tat zur Seite gestanden sind und zum Gelingen des kleinen Buches wesentliches beigetragen haben.

U. WIEDMER
F. FREULER
D. BIANCHINI

Allgemeiner Teil

A. Die spezielle Problematik der Kinderfrakturen

Das Ziel jeder Frakturheilung ist.:
1. Achsengerechte Knochenheilung,
2. Wiederherstellung der Gelenkfunktion und Funktion der Weichteile (Muskel, Sehnen, Haut etc.),
3. Vermeidung von Spätschäden (Wachstumsstörungen, Arthrosen etc.).

Bei Erwachsenen kann dieses Ziel zum Teil nur durch anatomische Reposition, Osteosynthese und funktionelle Nachbehandlung erreicht werden.

Beim Kind liegen die Probleme anders. Der kindliche Knochen ist im Wachstum begriffen, weshalb beim Behandlungsplan die Gesetze des Knochenwachstums mitberücksichtigt werden müssen.
1. Längenwachstum der Röhrenknochen durch enchondrales Wachstum der Epiphysenkerne,
2. Dickenwachstum durch desmale Apposition am Periostmantel,
3. Formgebung der Knochen durch apophysäres Wachstum.

Der Periostmantel hat nicht nur eine wichtige Funktion für das Wachstum, er ist auch bedeutend dicker und zäher als beim Erwachsenen, was zu besonderen Bruchformen führt (Bsp. Grünholzfrakturen).

Auf die *praktisch wichtigen Besonderheiten* bei Kinderfrakturen soll kurz eingegangen werden.

I. Epiphysenfugenverletzungen

Für die *tägliche Praxis* müssen wir nur drei verschiedene Verletzungsarten und entsprechende Behandlungen unterscheiden:

1. Epiphysenlösungen
D. h. die Fraktur verläuft nicht durch die Epiphysenfuge (Salter I, II, Aitken I).

3

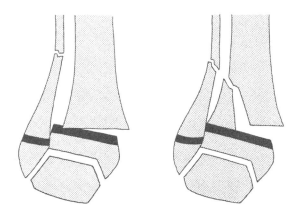

Bei diesen Verletzungen genügt eine Reposition und kurze Ruhigstellung im Gipsverband. Achsenfehler werden im Verlaufe des Wachstums durch die unverletzte Epiphysenfuge korrigiert.

2. Eigentliche Epiphysenfrakturen
D. h. die Fraktur verläuft durch die Epiphysenfuge (Salter III, IV, Aitken II, III).

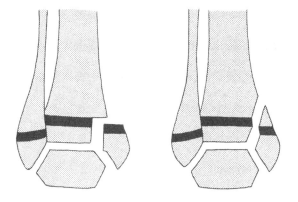

Bei diesen Verletzungen ist eine exakte anatomische Reposition wichtig, da durch Callus oder Narbengewebe ein einseitiger Epiphysenverschluß sehr häufig ist und zu Wachstumsstörungen führt. Bei uns

4

werden diese Verletzungen alle offen anatomisch reponiert und osteo-
synthetisiert: Kirschnerdrahtspickung oder Schraubenosteosynthese
parallel zur Epiphysenfuge.

3. Die Schädigung der germinativen Zone und des periepiphysären Ringes

D. h. die Epiphysenfuge oder der periepiphysäre Ring werden direkt
geschädigt, ohne daß es zu einer eigentlichen Fraktur kommt (crush).

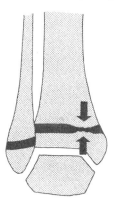

Diese Verletzungen sind *äußerst selten,* sehr oft handelt es sich um
übersehene Epiphysenfrakturen oder knöcherne Ausrisse der Band-
ansätze, was bei nicht ganz exakt gezielten Röntgenbildern relativ
leicht möglich ist. diese echten crush-Verletzungen müssen konservativ mit Ruhigstellung bis zur Schmerzfreiheit behandelt werden. Spä-
ter sind oft Korrekturosteotomien notwendig, da zufolge einer lokalen
Epiphysiodese mit einem Fehlwachstum gerechnet werden muß. Die
Kinder sollten deshalb regelmäßig kontrolliert werden.

II. Frakturheilung

Frakturen im Kindesalter heilen unter starker Callusbildung wesent-
lich rascher als bei Erwachsenen. Die Heilungsdauer hängt vom Alter
des Kindes und der Lokalisation der Fraktur ab: Je älter das Kind und
je weiter die Fraktur von der Epiphysenfuge entfernt ist, desto länger
dauert die Frakturheilung.
Der wachsende Knochen hat die Fähigkeit, Fehlstellungen zu korri-

gieren. Dies gilt für Achsenfehler im Sinne von Varus, Valgus, Ante-kurvation und Rekurvation, sowie für ad latus-Verschiebungen. *Leider korrigieren sich Rotationsfehler nie spontan.* Bei der Reposition ist deshalb durch Vergleich mit der gesunden Seite auf eine exakte Einstellung der Rotation zu achten.

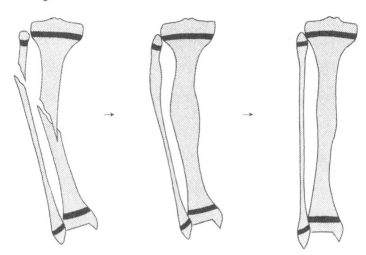

Folgende Fehlstellungen nach der Reposition können toleriert werden (Tabelle 1).

Tabelle 1

Alter	Achsenfehler	Rotation	Verkürzung
1– 5 Jahre	20–30°	0	15 mm
5–10 Jahre	10–15°	0	10 mm
10–15 Jahre	0–10°	0	5 mm

Es handelt sich hier um ungefähre Richtzahlen, je nach Lokalisation und Art der Fraktur muß von diesen Zahlen abgewichen werden. Nach unseren Erfahrungen korrigieren sich Varusfehlstellungen an der belasteten unteren Extremität am besten.

Eine weitere Eigenschaft des wachsenden Knochens ist das *überschießende Längenwachstum* nach Frakturen wegen der lokalen Hyperämie.

III. Operationsindikationen

Osteosynthesen sind im Kindesalter selten notwendig. Es gibt aber vereinzelte Frakturarten, wo nur durch Osteosynthese eine Invalidität vermieden werden kann. Am Kantonsspital St. Gallen haben sich folgende Operationsindikationen bewährt:

1. Schenkelhalsfrakturen und traumatische Epiphysenlösungen am Femurkopf *müssen* wegen der Gefahr der Femurkopfnekrose notfallmäßig operiert werden: Hämatomausräumung, Reposition, Fixation je nach Alter mit Kirschnerdrähten oder Schrauben.
2. Alle Epiphysenfugenfrakturen Aitken II und III werden exakt anatomisch reponiert und fixiert.
3. Dislocierte Patella- und Olecranonfrakturen: Zuggurtungs-Osteosynthese.
4. Stark dislocierte, knöcherne Bandausrisse, z. B. Eminentia intercondylica, Tuberositas tibiae, Ellbogen etc.
5. Breit offene Frakturen: Osteosynthese zu Gunsten der Weichteile.

IV. Narkose – Lokalanaesthesie?

(Dr. F. KERN, Chefarzt, Institut für Anaesthesiologie, Kantonsspital St. Gallen).

Normalerweise ist bei Kindern eine Allgemeinnarkose nötig, um optimale Bedingungen für die Reposition und Fixation zu erreichen. Bei Leitungs- und Lokalanaesthesie bedarf es der vollen Kooperation der Patienten, was bei kleinen Kindern nur selten der Fall ist.

Bei uns hat sich das untenstehende Narkoseschema bestens bewährt. Im allgemeinen genügen die Prämedikationsdosen. Wenn nötig kann die Narkose durch weitere i. v.-Ketalargaben verlängert und eventuell vertieft werden (Zusatzdosis 1 mg pro Kilogramm Körpergewicht i. v.). Narkosebereitschaft mit Absaugevorrichtung, Intubationsbesteck und entsprechend ausgebildetes Personal ist aber Voraussetzung.

Kinder bis und mit 12. Jahren können folgendermaßen mit Ketalar in eine oberflächliche Anaesthesie-Analgesie versetzt werden:

1. Dosis: 3 mg Ketalar pro Kilogramm Körpergewicht, 0,1 mg Atropin pro Altersjahr bis zum 5. Lebensjahr, ab 5. Lebensjahr immer 0,5 mg Atropin.
2. Ort der Injektion: Intramuskulär (gluteal oder Oberschenkel).

3. Wirkungseintritt: 5–10 min.
4. Wirkungsdauer: ca. 30 min.
5. Wirkungsweise: Kind schläft mit offenen Augen, ist nicht mehr ansprechbar.
6. Kinder müssen überwacht werden, und es muß für die Behandlung von Atemstörungen Beatmung und Intubation bereit sein. Atemwege frei, Kieferhalten bei Schnarchen nötig.
7. Unter Begleitung kann das Kind nach 1–2 Std. entlassen werden.

B. Allgemeines zur Gipstechnik

Trotz verschiedener Versuche, mit neuen Materialien einen Ersatz für den Gips zu finden, hat sich bis jetzt die klassische Gipstechnik immer noch am besten bewährt. Gips ist nicht nur billig, untoxisch und nicht brennbar, sondern er läßt sich auch gut und ohne Aufwand den verschiedenen Körperformen anmodellieren. Hautreizungen und Allergien sind äußerst selten. Nachstehend einige Bemerkungen zu den Bestandteilen des Gipsverbandes und der Gipstechnik.

I. Polsterung

Seit der Erfindung der Gipsbinde wird immer wieder darüber gestritten, ob zwischen Gipsverband und Haut Polstermaterial eingelegt werden soll.

Nach unseren Untersuchungen konnten im Gipsverband an Leichenfrakturen folgende Maximalbewegungen der Fragmente festgestellt werden (Tabelle 2).

Tabelle 2

	gut gepolstert	minimal gepolstert	nicht gepolstert
Antekurvation	6°	5°	3°
Rekurvation	5°	4°	4°
Varus	4°	2°	2°
Valgus	8°	6°	5°
IR-AR	5–10°	5–10°	3–7°

Die etwas bessere Ruhigstellung im ungepolsterten Gips muß durch erheblich größere Komplikationen erkauft werden: Druckstellen sind häufiger, Hautverletzungen bei der Gipsentfernung mit oft störenden Narbenbildungen sind vor allem bei Kindern nicht selten. Durch die minimale Polsterung, wie sie bei jedem Gips angegeben wird, kann ein Teil der Gefahren des Gipsverbandes reduziert werden. Schädliche Bewegungen der Fragmente, Fehlstellungen oder Frakturheilungsstörungen treten aber erfahrungsgemäß nicht auf.

Bemerkungen zu einzelnen Komponenten der Polsterung:

1. Hautschutz

Puder, Zinkpaste und ähnliche Produkte sind bei der folgenden Gipstechnik nicht nötig, da die Haut durch Kreppapier geschützt ist. Juckreiz oder Hautirritationen treten praktisch nie auf. Durch verschiedene sogenannte Hautschutzprodukte können sogar vermehrt Probleme auftreten. Echte Hauterkrankungen müssen selbstverständlich spezifisch behandelt werden.

2. Schlauchmull (Tubegauz, Stülpa)

Bei den meisten zirkulären Gipsverbänden legen wir faltenlos einen Schlauchmull direkt auf die Haut an, dies einerseits als Hautschutz, andererseits kann durch Zurücklegen der Enden ein sauberer, leicht gepolsterter Abschluß des Gipsverbandes erreicht werden.

3. Filz, Webril etc.

Mit Filz oder ähnlichen Materialien werden nur die exponierten Knochenteile (z. B. Fibulaköpfchen, Malleolen etc.) sowie das proximale und distale Ende des Gipses gepolstert. Zum Schutze der Haut beim Aufschneiden sollte zusätzlich ein Filzstreifen über die zukünftige Schnittstelle gelegt werden. Diese Technik gestattet eine sparsame Polsterung und damit ein exaktes Anmodellieren des Gipses. In letzter Zeit wird es leider immer schwieriger, dünnen Filz in guter Qualität und zu vernünftigem Preis zu erhalten. Je länger je mehr werden deshalb ebenso erfolgreich wenig komprimierbare Fliesstoffbinden verwendet (Webril).

4. Kreppapier

Das Papier ist im Handel als Kreppapierbinde erhältnich. Einerseits läßt sich mit dem Papier das Polster exakt und straff fixieren, anderseits schützt das Papier Polster und Haut vor dem Wasser aus den Gipsbinden.

5. Synthetische Watte

Die synthetische Watte eignet sich vor allem für primäre Liegegipsverbände, bei schlechten Hautverhältnissen, für Gipsschienen und als Polsterung für postoperativ angelegte Gipse. Die Watte wird zirkulär angelegt und mit Kreppapier straff angewickelt. Letzteres ist sehr wichtig, da die synthetische Watte an sich eine lockere Schicht bildet und die Frakturfragmente dadurch nicht sicher ruhiggestellt werden.

6. Schaumgummi

Schaumgummistreifen werden bei uns praktisch ausschließlich für die Herstellung von abnehmbaren Gipsschienen verwendet.

Polsterung und Papier sollen die Fraktur und die Gelenke bereits in der endgültigen Stellung fixieren, so daß der Gips nur mehr eine „Verstärkung" des Papierverbandes bildet.

II. Gips

1. Gipsbinden

– *Schnellgipsbinden:* Vor allem für Liegegipse und postoperativ angelegte Gipse, wo eine möglichst schnelle Fixation der Extremitäten wünschenswert ist.
– *Streugipsbinden:* Härten nicht so schnell aus und eignen sich vorwiegend für Gehgipse und Gipse, die gut anmodelliert werden müssen.
– *Wasserfeste Gipsbinden:* Zur Montage von Absätzen.
– *Halbsynthetische Gipsbinden:* Mit diesen Gipsbinden ist es möglich, einen leichteren und etwas härteren Gips herzustellen, was vor allem bei Gehgipsen nützlich sein kann. Er wird aber von zu Allergie neigenden Patienten nicht ohne weiteres ertragen.

2. Gipslonguetten

Die Gipslonguetten sind bereits vorfabriziert erhältlich und dienen zur Verstärkung von zirkulären Gipsen und zur Herstellung von Gipsschienen. Während der Aushärtungsphase müssen die Longuetten aber sehr gut anmodelliert werden, um alle zwischen den einzelnen Schichten liegenden Luftblasen zu entfernen. Nur so ist eine feste Verbindung mit den zirkulären Gipsschichten gewährleistet.

11

3. Anlegen des Gipses

Die gut durchnäßte Gipsbinde wird gleichmäßig auf dem Kreppapier abgerollt und jede Tour mit der freien Hand anmodelliert. Es entstehen damit homogene Gipsschichten und es können keine Blasen auftreten. Normalerweise verwenden wir handwarmes Wasser, was zu einer rascheren Aushärtung führt. Ist ein längeres exaktes Modellieren nötig, empfiehlt es sich, die Gipsbinden in kaltes Wasser einzutauchen.

Alle primären Gipse (Anlegen unmittelbar nach dem Unfall, gute Polsterung) müssen unbedingt gespalten werden. Wir empfehlen die Excision eines ca. 5 mm breiten Gipsstreifens, was bei frischen Gipsen mit dem Messer oder nach Aushärten mit der Fräse geschehen kann. Die komplette Durchtrennung aller zirkulären Phasen scheint uns auf diese Art sicherer. Spaltödeme sind kaum zu befürchten, da ein Filzlängsstreifen die Haut schützt und druckausgleichend wirkt. Nach Abschwellung wird der Gips unter leichtem Zug zirkulär geschlossen. Warnen möchten wir vor einer Lockerung mit dem Spreizer, da der Gips danach nicht mehr anatomisch korrekt sitzt und Sekundärdislokationen vermehrt auftreten können.

Sekundäre Gipse (Anlegen nach Abschwellung, minimale Polsterung) können ohne weiteres zirkulär angelegt werden, wobei ein Spalten nicht notwendig ist. Nach jedem frisch angelegten Gips soll die Extremität während 24 Std hochgelagert und nicht belastet werden. Treten trotzdem Schmerzen und Störungen von seiten der Zirkulation, der Sensibilität oder der Motorik auf, so muß der Gips unbedingt sofort gewechselt werden. Nur so können Drucknekrosen, Gefäß- und Nervenschäden, die schwerwiegende Folgen haben (Volkmannsche Kontraktur), vermieden werden. Ein Patient, welcher über Schmerzen im Gips klagt, hat immer recht, und man hüte sich vor Beruhigungs- und Schmerzmitteln! Insbesondere bei kleinen Kindern, welche nach einem frischen Gips vermehrt weinen und schlecht schlafen, muß unbedingt ein Gipswechsel vorgenommen werden. Die Eltern müssen unter allen Umständen, am besten durch den behandelnden Arzt, über die Gefahren des Gipsverbandes orientiert werden. Bewährt haben sich auch Merkblätter, die den Patienten mitgegeben werden können.

4. Entfernen des Gipses

Normalerweise kann der Gips mit der oscillierenden Säge problemlos entfernt werden, insbesondere wenn ein Filzstreifen als Hautschutz an der richtigen Stelle daruntergelegt wurde. Schwierigkeiten können höchstens auftreten, wenn der Gips nicht von demselben Team entfernt wie angelegt wird, und man nicht sicher ist, ob der Schutzstreifen an der gewohnten Stelle liegt. Bei ganz ungepolsterten Gipsen hat das Entfernen besonders vorsichtig zu geschehen, da immer wieder Schnittverletzungen und hauptsächlich auch Verbrennungen durch das heiße Gipssägeblatt auftreten können.

Kleine Kinder haben oft große Angst vor der laut heulenden Gipsfräse. Es empfiehlt sich deshalb, den Gips zu Hause durch die Mutter in handwarmem Essigwasser aufweichen zu lassen (ca. 2 Eßlöffel Essig pro Liter Wasser). Der Gips kann dann einfach abgewickelt oder mit der Schere entfernt werden.

5. Keilen des Gipsverbandes

Wenn bei der Röntgenkontrolle nach der Reposition Achsenfehlstellungen bestehen, könne diese durch Keilen des Gipsverbandes korrigiert werden. Dabei empfiehlt es sich, die Keilhöhe auf dem Röntgenbild zu bestimmen, indem die Achsen der Hauptfragmente eingezeichnet werden. Auf Höhe der Achsenschnittpunkte muß der Gips dann auf $2/3$ des Umfanges eingesägt werden. Durch Aufbrechen des Verbandes kann die notwendige Korrektur erreicht werden. Das Ausmaß des Keiles kann ebenfalls auf dem Röntgenbild abgeschätzt werden, indem die Senkrechten auf die Achsen auf Höhe des Schnittpunktes eingezeichnet werden. Sobald der Gips um den entsprechen-

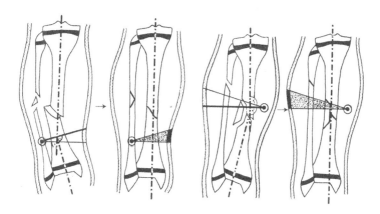

den Betrag aufgebrochen ist, werden kleine Holz- oder Korkkeile in die Spalte eingeklemmt und ein Röntgenbild angefertigt. Die Kontrolle unter dem Bildwandler ist meistens ungenügend, man täuscht sich sehr leicht in der Achsenstellung. Nur ein exaktes Röntgenbild kann genaue Auskunft über die Achsenverhältnisse geben. Wenn der Keil genügend weit aufgebrochen ist, wird die entstandene Spalte mit einer kleinen Gipslonguette aufgefüllt, die Kork- oder Holzpflöcke werden belassen. Durch eine zirkuläre Binde wird der Gips verstärkt.

Unseres Erachtens ist die *Excision* eines Keiles gefährlich, da wegen der Verkürzung Druckstellen und Hauteinklemmungen vorkommen können. Der Gips sollte nicht zirkulär aufgeschnitten werden, da dadurch die Rotation nicht mehr kontrolliert werden kann. Es empfiehlt sich auch nicht, zwei Achsenkorrekturen mit einem Keil durchzuführen. Am besten wird vorerst die Varus-/Valgusfehlstellung durch einen Keil korrigiert. Neue Röntgenbilder geben Auskunft über das Ausmaß der Korrektur bezüglich Antekurvation und Rekurvation. Diese Korrektur kann nach Aushärten des Gipses durchgeführt werden. Normalerweise liegt der Keil nicht auf derselben Höhe wie derjenige für die Varus-/Valguskorrektur. Mit dieser Technik kann in weitaus den meisten Fällen eine achsengerechte Stellung erreicht werden. Eine leichte Diastase der Fragmente spielt keine große Rolle, sie kann durch axiale Belastung rasch zum Verschwinden gebracht werden.

6. Fenstern des Gipsverbandes

Unter Umständen ist es notwendig, ein Fenster in einen zirkulären Gipsverband zu schneiden. Dies muß sehr vorsichtig geschehen, um die ungepolstert darunterliegende Haut nicht zu verletzen. Meistens geht es darum, eine Operationsnarbe oder eine kritische Hautstelle zu inspizieren. Es ist sehr wichtig, daß der entfernte Gipsdeckel exakt ausgeschnitten und sofort nach der Inspektion wieder eingepaßt wird. Dabei muß unter dem Gipsdeckel ein Filz- oder dünnes Schaumgummistück gelegt werden. Der Deckel muß unbedingt wieder mit einer zirkulären Gipsbinde fest angewickelt werden. Elastische Binden genügen nicht, da sonst Fensterödeme unvermeidlich sind und die primär nicht vorhandene Wundheilungsstörung dann mit Sicherheit auftritt.

C. Extensionen

Für Extensionen benützen wir keine Kirschnerdrähte, da diese sich gegenüber dem Knochen bewegen und pro Flächeneinheit einen großen Druck ausüben. Dies führt gerne zu einer Ausweitung des Knochenkanals und zu Infekten. Unser Extensionshilfsmittel ist der Steinmannagel, welcher sich im Knochen nicht bewegt und deshalb die oben erwähnten Nachteile nicht aufweist. Alle Extensionen werden in *Narkose* und unter *sterilen Operationsbedingungen* durchgeführt. Nach *Stichincision* erfolgt das Eindrehen des Steinmannagels im Handgriff. Es ist gefährlich den Nagel mit der Maschine einzuführen, da dies zu Hitzeschäden (Ringsequester) am Knochen führt. Das Extensionsgewicht kann über einen Bügel, welcher gegenüber dem Nagel drehbar ist, befestigt werden. Noch einfacher ist die Fixation des Gewichtes an einer Schnur, die am Nagel verknotet und mit Heftpflaster gesichert wird. Nach Vollendung der Extension wird die Fraktur reponiert und durch Anhängen eines entsprechenden Gewichtes in der gewünschten Stellung gehalten. In den meisten Fällen genügen wenige Kilogramm. die Lagerung erfolgt auf einer Extensions- und Schaumstoffschiene und muß täglich kontrolliert werden (Sensibilität, Motorik, Zirkulation). Vor allem bei unruhigen Kindern ist eine regelmäßige Kontrolle sehr wichtig. Sekundäre Dislokationen sind sehr häufig und können wegen der raschen Callusbildung plötzlich nur noch unvollständig korrigiert werden. Nur durch sorgfältige Überwachung lassen sich Schäden (z. B. Peronaeusparese) sicher vermeiden. Eine gute Lagerung hilft zudem, Schmerzmittel einzusparen.

D. Abkürzungen

BWS = Brustwirbelsäule
HWS = Halswirbelsäule
LWS = Lendenwirbelsäule
OSG = Oberes Sprunggelenk
USG = Unteres Sprunggelenk
OSLG = Oberschenkelliegegips
OSGG = Oberschenkelgehgips
USLG = Unterschenkelliegegips
USGG = Unterschenkelgehgips
MP   = Metacarpo-Phalangeal-Gelenk
PIP = Proximales Interphalangeal-Gelenk
DIP = Distales Interphalangeal- Gelenk

Spezieller Teil

A. Schultergürtel und obere Extremität

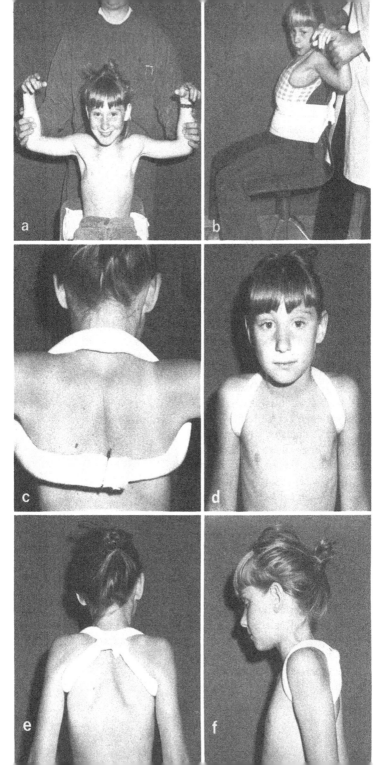

1. Der Rucksackverband

Indikation	– Claviculafraktur. Ausnahmen: Frakturen mit Begleitverletzungen von Nerven und Gefäßen. Diese Frakturen müssen operativ angegangen werden.
Material	Ein mit Polsterwatte gefüllter Tricotschlauch, Heftpflaster.
Technik	Bei Kindern über 6 Jahren wird, falls nötig, die Fraktur reponiert: Das Kind wird an einer Stuhllehne angebunden und die Schultern werden bei seitlicher Elevation der Arme nach hinten gezogen (**a, b**). Bei Kindern unter 6 Jahren erübrigt sich eine Reposition. ↓ Der Tricotschlauch wird gemäß Abbildung (**c, d**) um beide Schultern gelegt, straff angezogen und mit einer Sicherheitsnadel vereinigt. ↓ Die beiden horizontalen Schlauchpartien werden gegeneinander mit breiten Heftpflasterstreifen fixiert, wodurch die Schultern zusätzlich nach hinten gezogen werden (**e, f**).
Besonderes	– Kontrolle der Sensibilität, der Zirkulation und der Fingerbeweglichkeit. – Bei Lockerung des Verbandes muß nachgezogen werden.
Dauer	2–4 Wochen je nach Alter des Kindes.

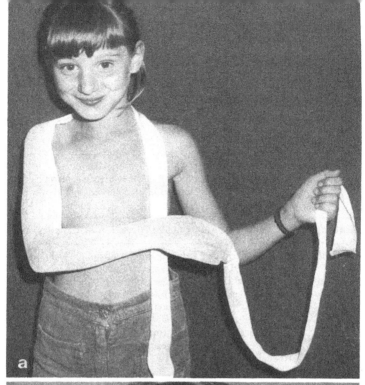

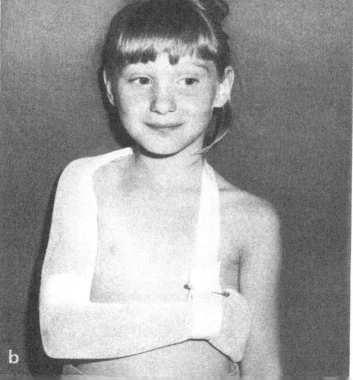

2. Der modifizierte Desault-Verband nach Gilchrist

Indikation	– Scapulafraktur ohne Beteiligung des Gelenkes. – Nach reponierter Schulterluxation. – Subcapitale Humerusfraktur mit in guter Stellung eingestauchtem Kopf. – Reponierbare Epiphysenlösungen am proximalen Humerus. – Postoperativ nach offen reponierten Frakturen und Epiphysenlösungen.
Material	Ein Tubegauzschlauch, zwei Sicherheitsnadeln.
Technik	Abmessen eines Tubegauzschlauches von 3–4 mal der Armlänge. ↓ Der Schlauch wird nach dem ersten Drittel kurz eingeschnitten. Durch diesen Einschnitt wird der Arm in den längeren Teil des Schlauches gebracht. ↓ Das kürzere Ende wird um den Nacken nach vorne gelegt und bei rechtwinklig gebeugtem Ellbogen am Handgelenk mit einer Sicherheitsnadel fixiert (**a**). ↓ Das längere Ende wird um den Thorax geführt und am distalen Oberarm ebenfalls mit einer Sicherheitsnadel fixiert (**b**). ↓ Von einem Schnitt über dem Handgelenk kann die Hand freigegeben werden.
Besonderes	– Sofortiges Bewegen der Finger und Hand erlaubt. – Sekundäres Abgleiten des Kopfes möglich, deshalb Röntgenkontrolle nach 3–4 Tagen.
Dauer	– Frakturen und Epiphysenlösungen 3–4 Wochen. – Luxationen 1 Woche. – Postoperativ 2–3 Wochen.

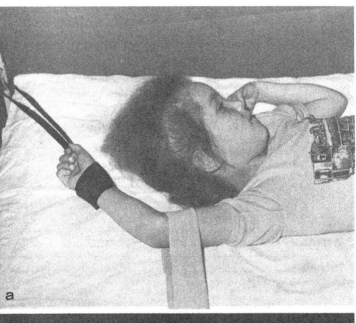

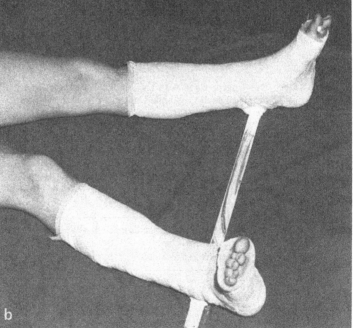

3. Die Overhead-Extension

Indikation	Schwierig reponierbare und schwer zu haltende subcapitale Humerusfraktur.
Material	Eine elastische Binde oder Manschette mit Schnur.
Technik	Nach der Reposition in Narkose wird das Handgelenk über dem Scheitel am Bettgestell fixiert (**a**).
Besonderes	– *CAVE:* Strangulation. – Kontrolle der Sensibilität, Zirkulation und Fingerbeweglichkeit. – Bei unruhigen Kindern empfiehlt es sich, zwei gepolsterte Unterschenkelliegegipse mit Querstab anzulegen (**b**).
Dauer	10–12 Tage, anschließend Röntgenkontrolle und Verband nach Gilchrist für nochmals 10–12 Tage.

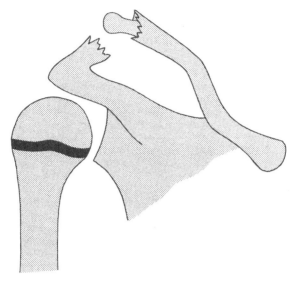

a

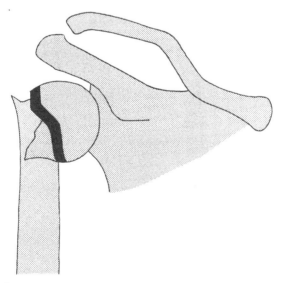

b

4. Operationsindikationen

1. *Acromioclavicularluxation:* Die Clavicula ist meistens aus dem Periostschlauch geschält: Offene Reopsition, Naht des Periostschlauches (**a**).
2. *Subcapitale Fraktur:* alle irreponiblen Brüche werden offen reponiert und mit Kirschnerdrähten transfixiert (**b**).
3. *Offene Frakturen:* Debridement, Kirschnerdrahtfixation.
4. *Nerven- und Gefäßschäden:* Diese werden nach allgemein chirurgischen Regeln behandelt. Die Fraktur wird mit Kirschnerdrähten transfixiert.

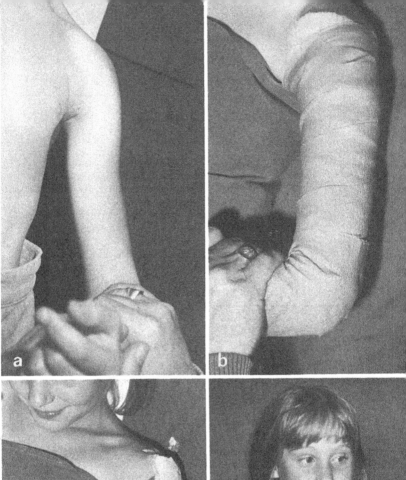
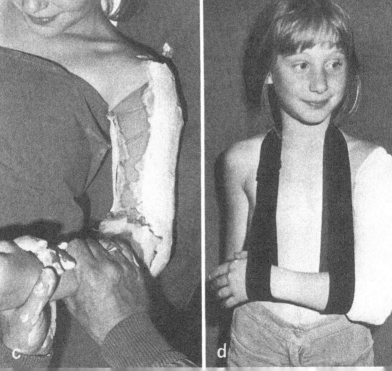

1. Die Gips-U-Schiene

Indikation	– Geschlossene gut reponierbare Humerusschaftfraktur ohne Begleitverletzung (Gefäße, Nerven). – Grünholzfraktur des Humerus.
Material	Polsterfilz oder synthetische Watte, eine Kreppapierbinde, eine schmale, 10-fache Gipslonguette, eine elastische Binde.
Technik	**Merke:** Während der ganzen Fixation muß die Fraktur durch steten Zug am rechtwinklig gebeugten Ellbogen reponiert gehalten werden. Es empfiehlt sich deshalb, das Repositionsmanöver in Narkose durchzuführen (**a**). Polsterung der Schulter und des Ellbogens zirkulär mit Polstermaterial und Kreppapier (**b**). Die Gipslonguette wird von der Axilla um den rechtwinklig gebeugten Ellbogen bis knapp über die Schulter gelegt (**c**). Anwickeln der Gipslonguette mit einer Kreppapierbinde und Anmodellieren, um eine Varusfehlstellung zu vermeiden. Aufschneiden von Filz und Papier auf der Beugeseite des Ellbogens, um die Beweglichkeit zu garantieren und Druckstellen zu verhindern. Nach Erhärtung des Gipses Fixation der Gipslonguette mit einer elastischen Binde (**d**).
Besonderes	Achte auf Varusfehlstellung und Radialisparese. Letztere kann auch noch im Verlaufe der Heilung auftreten (Callus). Röntgenkontrolle nach einigen Tagen.
Dauer	4 Wochen.

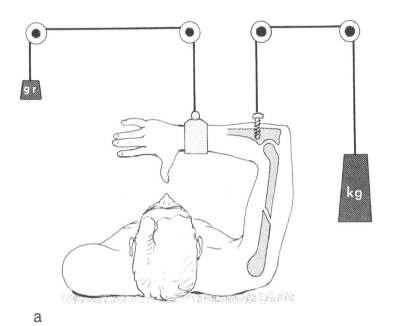

a

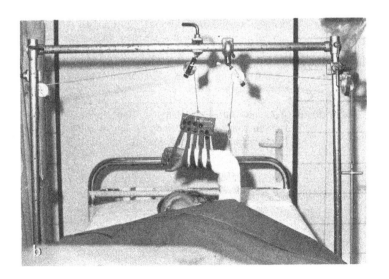

b

2. Die Humerusextension mit der Olecranonschraube

Indikation	– Schwierig zu reponierende und schwer zu haltende Humerusschaftfraktur. – Humerusschaftfraktur mit Weichteilproblemen.
Material	Sterile Operationsbedingungen und Allgemeinnarkose. Skalpell, Bohrer, Schraube und steriler Draht. Verband- und Extensionsmaterial.
Technik	Unter sterilen Operationsbedingungen wird nach einer Stichincision ca. 2 cm distal der Olecranonspitze senkrecht zur Längsachse ein Loch in die Ulna gebohrt. ↓ Je nach Schraubentyp muß ein Gewinde vorgeschnitten werden. ↓ Eindrehen einer Schraube, welche mindestens 1 cm über die Haut herausragen muß (**a**). ↓ Um den Schraubenkopf wird ein steriles Drahtstück geschlungen und verquirlt. Steriler Verband. ↓ Montage der Extension: Fixation einer Schnur an der Drahtschlinge, welche über Rollen geführt wird. Anhängen von 1–2 kg Gewicht. *CAVE:* Distraktion. Der Unterarm wird in einem breiten Stoffgurt gelagert, welcher am Extensionsgestell fixiert wird (**a, b, c, d**). **Merke:** Korrekte Rotation, wenn Daumen auf die Nasenspitze zeigt.

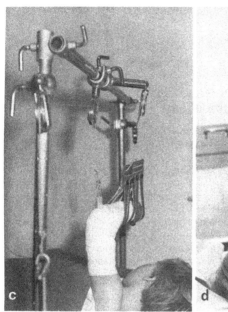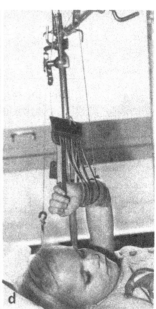

Fortsetzung: Humerusextension mit der Olecranonschraube

Besonderes	– Kontrolle von Zirkulation, Sensibilität und Fingerbeweglichkeit. – Kontrolle der Lagerung täglich. – Vorteil gegenüber der Kirschnerdraht-Extension: Keine Bewegung des Metalls gegenüber dem Knochen.
Dauer	Je nach Alter des Kindes 2–3 Wochen, anschließend Verband nach Gilchrist (s. I/2 S. 23) oder Gips-U-Schiene (s. II/1, S. 29) für 2–3 Wochen.

3. Operationsindikationen

Normalerweise gelingt es ohne weiteres, Humerusschaftfrakturen konservativ zu behandeln. Eine anatomische Reposition ist nicht notwendig.
Nur bei Nervenläsionen (Radialis!), Gefäßverletzungen und schweren Weichteilschäden muß operiert werden.

33

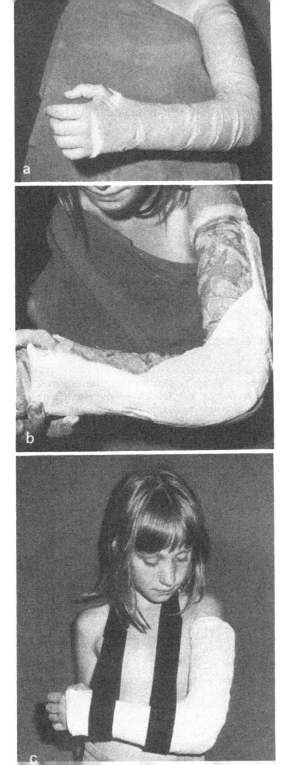

1. Die dorsale Oberarmgipsschiene

Indikation	– Als Abschwellgips nach reponierten Luxationen und reponierten Radiusköpfchenfrakturen. – Nach schweren Weichteilverletzungen. – Postoperativ (s. Operationsindikationen am Schluß des Kapitels).
Material	Polsterfilz oder synthetische Watte, Kreppapierbinde 6 cm breit, eine schmale, 10-fache Gipslonguette, zwei kurze Gipslonguetten, eine elastische Binde.
Technik	Bei rechtwinklig gebeugtem Ellbogen wird der Arm zirkulär mit Polstermaterial und Kreppapier umwickelt (**a**). ↓ Die Gipslonguette wird vom Handrücken über das Olecranon bis zum proximalen Oberarm gelegt. Verstärkung der Schiene mittels einer kurzen Gipslonguette medial und lateral am Ellbogen (**b**). ↓ Fixation der Gipslonguette mit Papier und elastischer Binde (**c**). **Merke:** Es empfiehlt sich, das Polstermaterial an kritischen Stellen (Ellbogen) zu spalten, um Strangulationen zu vermeiden.
Besonderes	– Kontrolle der Sensibilität und der Zirkulation an den Fingern. – Verband und Gips so anlegen, daß allfällige Redondrains mühelos entfernt werden können.
Dauer	– Nach Ellbogenluxationen und Radiusköpfchenfraktur: 5 Tage. – Postoperativ 12 Tage, anschließend Oberarmgips für 4–5 Wochen (s. III/3, S. 39).

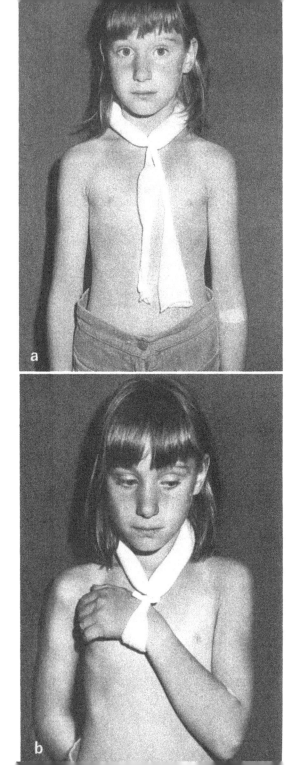

2. Collar-and-Cuff-Fixation nach Blount

Indikation	– Stabile, nicht dislocierte supracondyläre Humerusfrakturen. – Nach reponierter Ellbogenluxation: Keine Instabilität.
Material	Polsterschlauch für Halsring, kurzer Polsterschlauch für das Handgelenk oder Manschette.
Technik	Umlegen des Polsterschlauches um den Hals und Verknoten (**a**). Fixation des Handgelenkes mit einer Manschette oder mit einem zweiten Polsterschlauch (**b**). Das Handgelenk wird am Halsring bei spitzwinklig gebeugtem Ellbogen fixiert, so daß der Radialispuls noch gut zu palpieren ist. *CAVE:* Strangulation, häufige Kontrolle der Zirkulation an der Hand notwendig.
Besonderes	– Die Manschette kann sich lockern, Kontrollen deshalb notwendig. – Wenn das Kind unruhig ist, kann mit einer Binde der Arm am Thorax fixiert werden.
Dauer	– 4 Wochen. – Ellbogenluxation: 5 Tage.

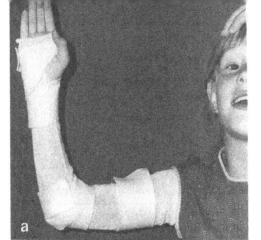

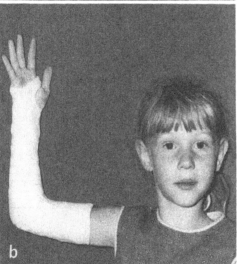

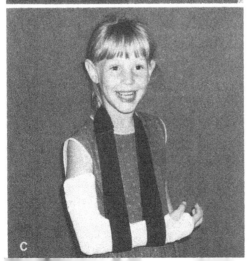

3. Der zirkuläre Oberarmgips

Indikation	– Radiusköpfchenfraktur: Nach Reposition und Abschwellung. – Nach reponierter, stabiler, supracondylärer Humerusfraktur. – Postoperativ (s. III/4, S. 41) bei gesicherter Wundheilung und Fadenentfernung.
Material	Tubegauzschlauch, Polsterfilz, Kreppapier, zwei bis fünf 6 cm breite Gipsbinden, eine schmale Gipslonguette, beim primären Gips eine elastische Binde.
Technik	Ein Tubegauzschlauch wird über den Arm bis zur Schulter gezogen. Einschneiden des Schlauches über der Daumenbasis, um den Daumen freizugeben. Zirkuläres Polstern des proximalen Oberarmes, des Ellbogens, des Handgelenkes und der Hand. Auf die Beugeseite des Ober- und Unterarmes wird zusätzlich ein Filzstreifen gelegt, um die Haut beim späteren Aufschneiden des Gipses zu schützen (**a**). Anwikkeln der Polsterung mit Kreppapier. Der Ellbogen ist rechtwinklig gebeugt, die Hand in Mittelstellung. ↓ Von distal nach proximal werden 2–3 Gipsbinden angelegt und durch eine dorsale Gipsschiene verstärkt. ↓ Zurückschlagen der Schlauchenden. Faustschluß muß möglich sein. Komplettieren des Gipses mit 1–2 Gipsbinden (**b**). ↓ Bei einem primären Gips muß über dem längsliegenden Filzstreifen eine mindestens 5 mm breite Rille ausgeschnitten werden. Danach Komplettieren des Gipses mit einer elastischen Binde (**c**).
Besonderes	– Nach Abschwellung (4–6 Tage) zirkuläres Schließen des primären Gipses. – Nach reponierter supracondylärer Fraktur wird die Hand in Pronation eingegipst.
Dauer	4–5 Wochen.

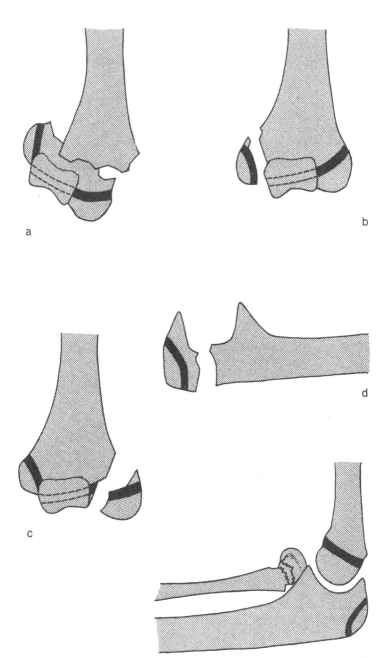

a

b

c

d

e

4. Operationsindikationen

1. Nicht reponierbare supracondyläre Humerusfrakturen: Offene Reposition und Kirschnerdrahtfixation (**a**).
2. Fraktur des medialen Epicondylus: Offene Reposition und Kirschnerdrahtfixation (**b**).
3. Fraktur des Capitulum radiale humeri: Offene Reposition und Kirschnerdrahtfixation (**c**).
4. Olecranonfraktur: Zuggurtungs-Osteosynthese (**d**).
5. Radiusköpfchenfraktur, die sich nicht bis auf 20° Abknickung reponieren läßt: Offene Reposition und Kirschnerdrahtspickung (**e**).
6. Meißelfraktur des Radiusköpfchens.

Postoperativ immer Oberarmgipsschiene für 12 Tage (s. III/1). Anschließend Fadenentfernung und zirkulärer Oberarmgips für 4–5 Wochen (s. III/3, S. 39).

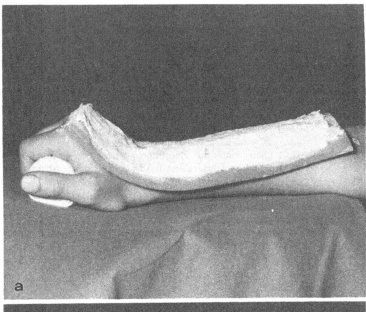

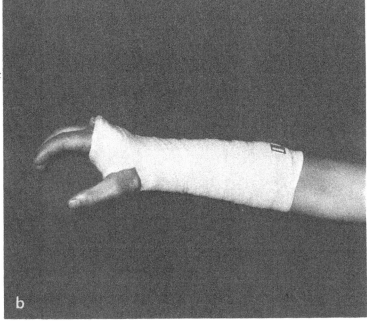

1. Die dorsale Unterarmgipsschiene

Indikation	Wulstbrüche am distalen Radius.
Material	Polsterfilz oder Schaumgummi, eine schmale, 10-fache Gipslonguette, Kreppapier, eine elastische Binde.
Technik	Hand in Funktionsstellung (leichte Dorsalflexion). Eine schmale Gipslonguette, welche von den Fingergrundgelenken bis zum gebeugten Ellbogen reicht, wird in feuchtem Zustand auf einer Seite mit Polsterfilz oder Schaumgummi belegt (**a**). ↓ Mit Kreppapier und elastischer Binde wird die Schiene dorsal angewickelt (**b**).
Dauer	2–3 Wochen.

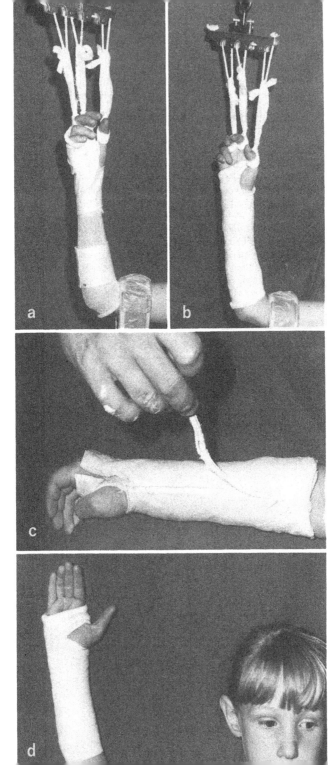

2. Der zirkuläre Unterarmgips

Indikation	– Distale Radiusfraktur, welche nach der Reposition stabil ist. – Epiphysenlösung am distalen Radius.
Material	Ein Tubegauzschlauch, schmaler Polsterfilz, Kreppapier, zwei bis drei 6 cm breite Gipsbinden, eine schmale, 5-fache Gipslonguette, eine elastische Binde.
Technik	Vor der Reposition wird über den Arm ein Tubegauzschlauch gezogen und der Daumen von einem separaten Einschnitt freigegeben. Reposition am aufgehängten Unterarm: Ellbogen rechtwinklig gebeugt, Aufhängen der Finger I–III, Belasten mit 2–5 kg. Falls keine Mädchenfänger vorhanden sind, können auch Schlauchmull oder Kompressenstreifen verwendet werden. Bei einfachen Knickbrüchen gelingt die Reposition oft auch ohne Längszug.
	Polsterung mit Filz und Kreppapier (**a**).
	1–2 Gipsbinden werden von distal nach proximal angewikkelt, Fingergrundgelenke bleiben frei. Je nach Frakturtyp Hand in Ulnarduktion und/oder Volarflexion.
	Verstärkung des Gipses durch eine volare Gipslonguette und Umschlagen der Schlauchmullenden. Komplettieren des Gipses mit 1–2 Gipsbinden (**b**).
	Über dem längsverlaufenden Filzstreifen wird eine Rille ausgeschnitten (**c**). Umwickeln mit elastischer Binde und danach Röntgenkontrolle (**d**).
Besonderes	– Faustschluß muß möglich sein. – Röntgenkontrolle nach 2–3 Tagen und zirkuläres Schließen des Gipses. – Kontrolle der Sensibilität, Zirkulation und Fingerbeweglichkeit.
Dauer	3–5 Wochen je nach Alter des Patienten.

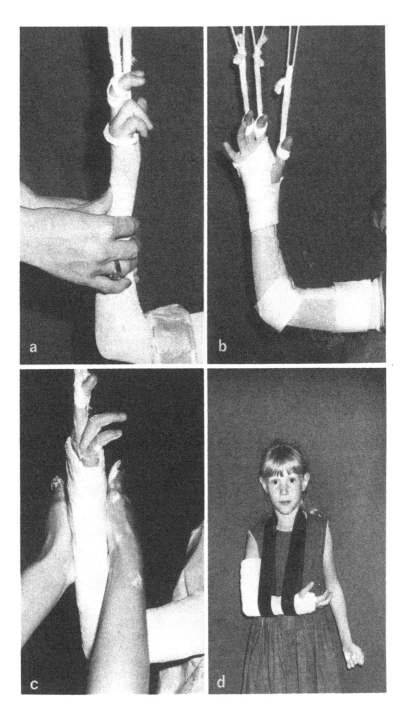

3. Der zirkuläre Oberarmgips

Indikation	– Unterarmschaftfraktur. – Nach der Reposition instabiler, distaler Radiusfrakturen.
Material	Tubegauzschlauch, Polsterfilz, Kreppapier, drei bis fünf 6 cm breite Gipsbinden, eine 5-fache Gipslonguette, eine elastische Binde.
Technik	Anlegen des Tubegauzschlauches, Reposition am aufgehängten Unterarm. Die Reposition gelingt meist besser, wenn die Hand in Supinationsstellung gehalten wird. Bei intakter Ulna Reposition der distalen Radiusfraktur in Pronation (**a**). Polsterung wie bei III/1, S. 35, (**b**). Anwickeln von 1–2 Gipsbinden. ↓ Verstärken des Gipses mit der schmalen Gipslonguette, die dorsal angelegt wird. Komplettieren des Gipsverbandes nach Umschlagen der Schlauchmullenden. ↓ Während des Aushärtens wird der Gips mit den Handballen dorsal und volar am Unterarm flach anmodelliert (**c**). ↓ Herausschneiden eines schmalen Streifens über dem Polsterfilz. Abschluß mit elastischer Binde (**d**).
Besonderes	– Röntgenkontrolle nach 2–3 Tagen: Ein sekundäres Abgleiten bei instabilen Frakturen ist häufig. – Kontrolle von Sensibilität, Zirkulation und Fingerbeweglichkeit. *CAVE:* Volkmannsche Kontraktur. – Zirkuläres Schließen des Gipses nach Abschwellung. – Wenn das Handgelenk in unphysiologischer Stellung eingegipst werden muß, damit die Fragmente gehalten werden können, wird nach 14 Tagen ein neuer Gips in physiologischer Stellung angelegt.
Dauer	3–5 Wochen.

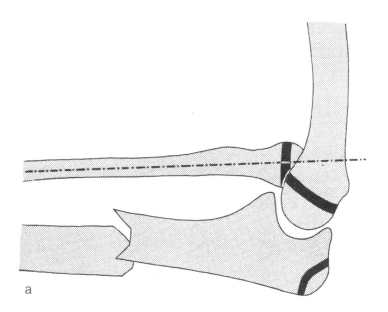

a

4. Operationsindikationen

1. Monteggia-Frakturen: Plattenosteosynthese an der Ulna, Reposition des Radiusköpfchens und eventuell Naht des Ligamentum anulare (**a**).
2. Irreponible distale Radiusfrakturen (Interposition des M. pronator quadratus): Offene Reposition, Kirschner-drahtfixation.

In all diesen Fällen wird postoperativ eine Oberarmgips-schiene für 12 Tage angelegt, dann Fadenentfernung und zirkulärer Oberarmgips für 3–5 Wochen.

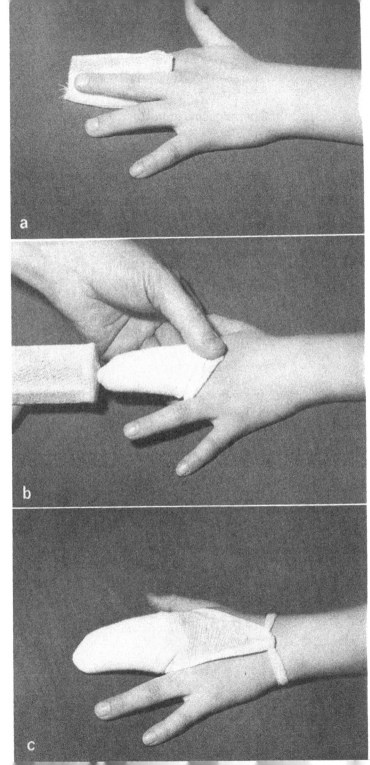

1. Der schienende Tuge-Gauz-Verband

Indikation	– Fraktur der Mittel- und Endphalanx ohne Gelenkbeteiligung. – Nach Reposition von Epiphysenlösungen. – Nach reponierten Luxationen der Fingergelenke. – Größere Weichteilverletzungen der Finger ohne Sehnenbeteiligung. – Fingerdistorsionen.
Material	1 Kompresse, 1 Tube-Gauz-Verband.
Technik	*Prinzip:* Der verletzte Finger wird an einen benachbarten intakten Finger fixiert. Zwischen die beiden Finger wird eine Kompresse gelegt (**a**). ↓ Fixation beider Finger gegeneinander mit dem passenden Tube-Gauz-Verband (**b, c**).
Besonderes	*CAVE:* Schnürringe an der Fingerbasis. Bei kleinen Kindern ist die Fixation oft mit einer schmalen elastischen Binde einfacher.
Dauer	10–12 Tage.

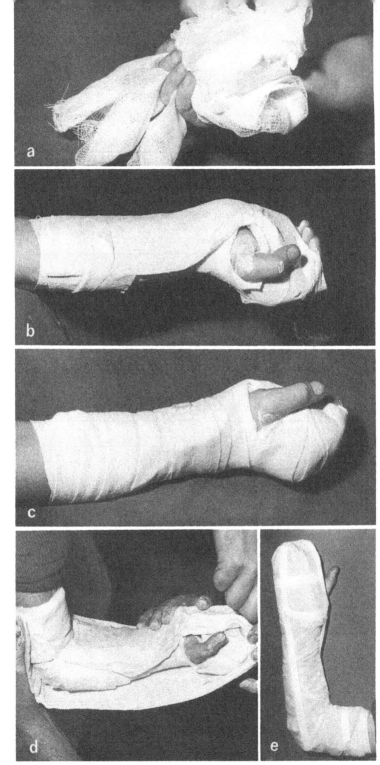

2. Der Faustverband

Indikation	– Größere Weichteilverletzungen der Hand. – Als Abschwellgips nach handchirurgischen Eingriffen.
Material	Gefettete Gaze, Kompressen, Gazestreifen, Zellstoff oder synthetische Watte, eine 10 cm breite, 5-fache Gipslonguette, Kreppapier, elastische Binde.
Technik	Stellung der Hand: Hand in Supination und Dorsalflexion. Zunächst Wundverband mit gefetteter Gaze und Kompresse. ↓ Zwischen die Finger werden schmale Gazestreifen gelegt und die Hohlhand mit lockeren Kompressen aufgefüllt (**a**). ↓ Umwickeln der Hand und des Unterarmes unter Freilassung der Fingerkuppen mit sterilem Zellstoff oder synthetischer Watte. Anwickeln mit Kreppapier (**b**). ↓ Volar wird eine Gipslonguette knapp bis zu den Fingerspitzen angelegt. Fixation mit Kreppapier und elastischer Binde (**c**). **Merke:** Bei kleinen und unruhigen Kindern kann eine gepolsterte Oberarm-U-Schiene über die Hand angelegt werden (**d**). Zur Sicherung des Verbandes werden mehrere lange Heftpflasterstreifen darübergeklebt (**e**).
Besonderes	– Jeder Verband muß, wenn er durchgeblutet ist oder Schmerzen verursacht, sofort gewechselt werden. – Postoperative Hochlagerung ist sehr wichtig. – Kontrolle der Zirkulation an den Fingerkuppen. – *CAVE:* Strangulation.
Dauer	10–14 Tage.

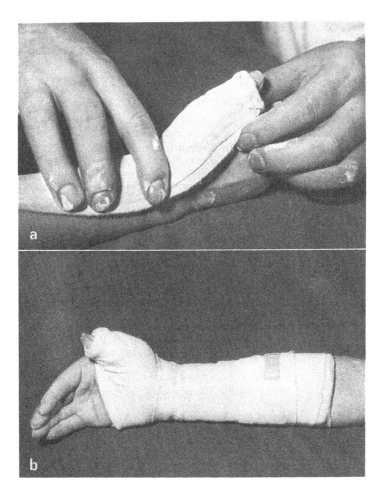

3. Die Gipsrinne für den Daumen

Indikation	– Stabile Frakturen der Daumenphalangen und des Metacarpale I. – Epiphysenlösungen nach der Reposition. – Weichteilverletzungen. – Distorsionen des Daumens.
Material	1 Filzstreifen, 1 schmale, mehrfache Gipslonguette, Kreppapier und elastische Binde.
Technik	Die Gipslonguette wird auf einen Filzstreifen gelegt und über den opponierten Daumen anmodelliert. Der Filzstreifen sollte die Gipslonguette allseits überragen (**a**). ↓ Anwickeln mit Papier und elastischer Binde (**b**). Sicherung des Verbandes mit Heftpflasterstreifen.
Besonderes	Filz und Gips müssen faltenlos anliegen.
Dauer	10–12 Tage.

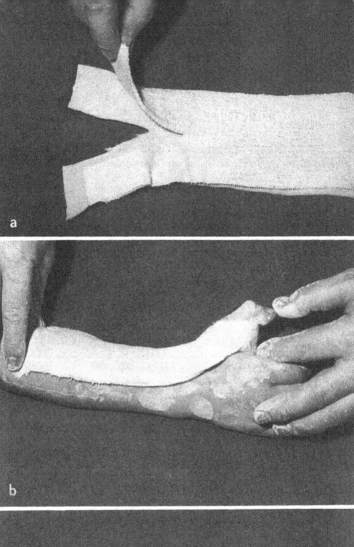

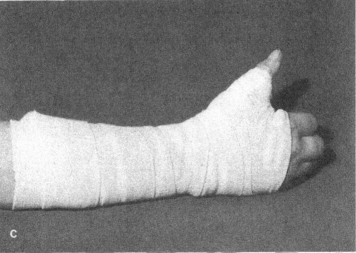

4. Der Steigbügelgipsverband des Daumens

Indikation	Dieselbe wie für die Daumengipsrinne; je nach Verletzung ist die eine oder andere Methode aber günstiger.
Material	Eine längseingeschnittene mehrfache Gipslonguette, ein längseingeschnittener Filzstreifen, Kreppapier und elastische Binde.
Technik	Auf die Radialseite des Unterarmes wird zunächst der präparierte Filzstreifen und anschließend die entsprechende Gipslonguette gelegt, wobei die beiden Enden den Daumen faltlos umschließen (**a, b**). Anwickeln mit Papier und elastischer Binde (**c**). *CAVE:* Hyperextension im Daumengrundgelenk.
Besonderes	Filz und Gips müssen faltenlos anliegen.
Dauer	10–12 Tage.

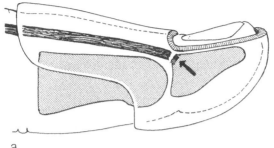

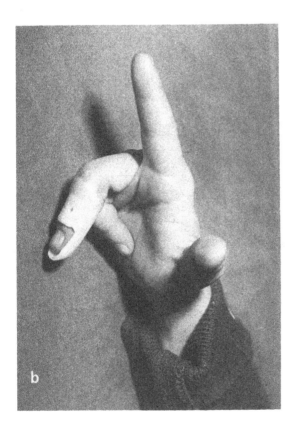

5. Die Hyperextensionsfingerschiene

Indikation	– Distaler Strecksehnenausriß. – Frakturen der Endphalanx.
Material	1 Hyperextensionsfingerschiene aus Plastik nach Stack, Heftpflaster.
Technik	*Prinzip:* Überstrecken der Phalangen im DIP-Gelenk (**a**). Anpassen einer entsprechenden Hyperextensionsschiene (diese sind in verschiedenen Größen erhältlich). Proximal Fixation der Schiene mit Heftpflaster. Das Mittelgelenk darf dabei nicht mitfixiert werden (**b**).
Besonderes	– Strecksehnenausriß: Die Schiene muß während 4 Wochen ständig getragen werden, während 2 Wochen anschließend nur noch nachts. – Fraktur Endphalanx: 10–12 Tage.

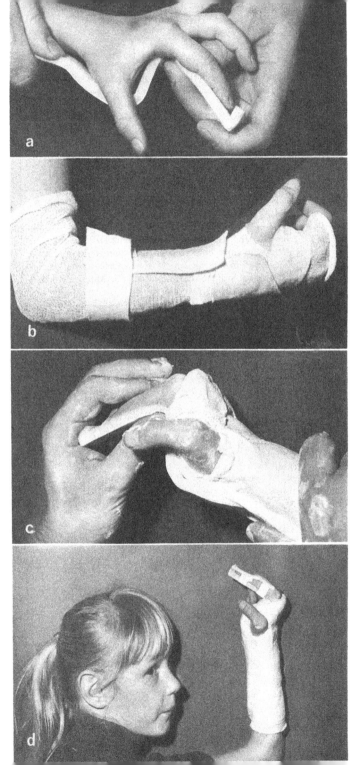

6. Der Iselin-Gips (Appareil Standard)

Indikation	– Reponierte Frakturen der Metacarpalia und Phalangen vom 2.–5. Strahl. *Ausnahme:* Subcapitale Metacarpale-Frakturen (Boxer-Fraktur).
Material	1 Tubegauzschlauch, Polsterfilz, Kreppapier, drei 6 cm breite Gipsbinden, 1 schmale, mehrfache Gipslonguette, 1 Metallschiene, Heftpflaster.
Technik	Anpassen der Metallschiene volar auf der gesunden Seite (**a**). ↓ Über die Hand wird bis zum Ellbogen ein Tubegauzschlauch gezogen. Freigabe des Daumens durch einen separaten Einschnitt. ↓ Zirkuläres Polstern der Hand, des Handgelenkes und des proximalen Unterarmes mit Filz. Radial und ulnar wird je ein Filzstreifen gelegt, um die Haut bei der Gipsentfernung zu schützen. Fixation der Polsterung mit Kreppapier (**b**). ↓ Fixation der Hand, des Handgelenkes und des Unterarmes mit 2 Gipsbinden. Handgelenk in Funktionsstellung. Der Gips reicht distal bis zu den Fingergrundgelenken, die volare Querfurche muß frei bleiben. ↓ Anlegen einer volaren Gipslonguette, auf welcher die zuvor angepaßte Metallschiene mit 2 Gipsbinden zirkulär fixiert wird (**c**). ↓ Fixation des Fingers mit Heftpflaster direkt auf die Metallschiene. Durch anschließende Beugung der Schiene kann noch leicht extendiert werden (**d**).

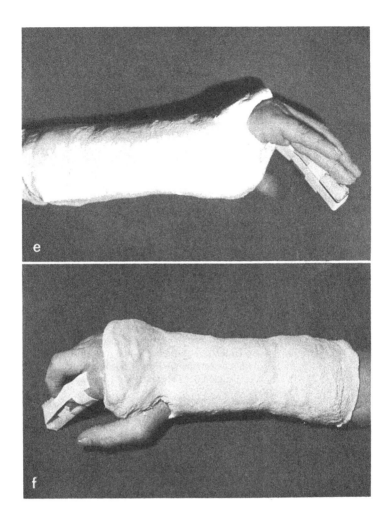

Fortsetzung: Iselin-Gips

Besonderes	– Die Finger werden in der „position de fixation", d. h. Flexion im MP-Gelenk und Streckung im PIP- und DIP-Gelenk fixiert (nur in dieser Stellung sind die Seitenbänder gespannt)(**e, f**). In der „position physiologique" können bei längerer Ruhigstellung Kontrakturen auftreten. – Die Fingerspitze des verletzten Fingers muß auf das Os naviculare zeigen, nur so ist die Rotation korrekt. – Bei kleinen Kinder empfiehlt es sich, 2 Finger miteinander ruhigzustellen.
Dauer	2–3 Wochen.

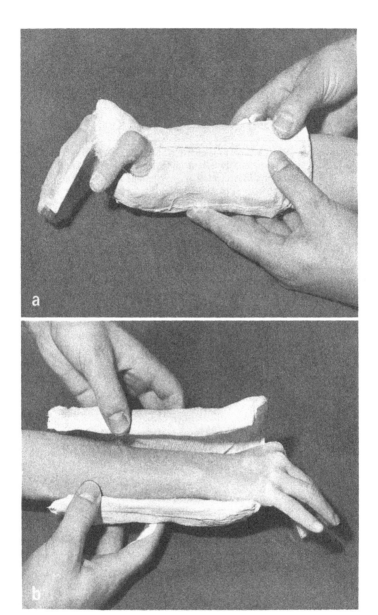

7. Der modifizierte Iselin-Gips

	Prinzip: die Schiene kann einfach abgenommen und wieder angelegt werden, was ein regelmäßiges passives Durchbewegen der Gelenke erlaubt. Genaue Fixation der Gelenke in der gewünschten Stellung möglich. alle nicht beteiligten Fingergelenke können frei bewegt werden (Trophik, Schwellung!).
Indikation	Postoperativ nach Sehneneingriffen.
Material	1 Tubegauzschlauch, Polsterfilz, Kreppapier, drei 6 cm breite Gipsbinden, 2 schmale, mehrfache Gipslonguetten, 1 Metallschiene, 1 elastische Binde, Heftpflaster.
Technik	Zurechtbiegen einer Metallschiene in der gewünschten Form. Technik ähnlich wie V/6, S. 61, nur daß dorsal und volar eine Gipslonguette angelegt wird.
	↓
	Nach Erhärten des Gipses wird derselbe ulnar bis auf die Haut und radial bis auf das Polstermaterial aufgeschnitten. Der Gips kann mühelos auf- und zugeklappt werden (**a, b**).
	↓
	Fixation mit einer elastischen Binde und Heftpflaster.

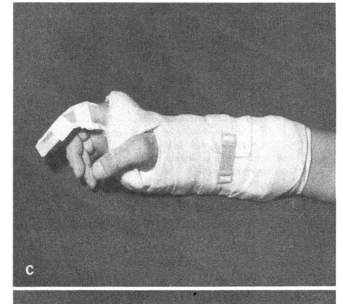

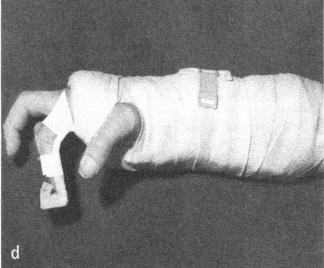

Fortsetzung: Der modifizierte Iselin-Gips

Stellung der Gelenke:
Bei Strecksehnen-   Bei Beugesehnen-
verletzungen (c)   verletzungen (d)

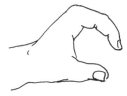 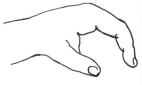

Handgelenk:
  Volle Dorsalflexion   Neutralstellung
MP-Gelenk:
  20–30° Flexion   60° Flexion
PIP-Gelenk:
  20–30° Flexion   50° Flexion
DIP-Gelenk:
  10–20° Flexion   0° Flexion

Besonderes S. unter V/6, S. 61.

Dauer 6 Wochen. Wöchentliches passives Durchbewegen der Fingergelenke bei entspannten Sehnen:
Bei Beugsehnenverletzungen: Volarflexion im Handgelenk;
Bei Strecksehnenverletzungen: Dorsalflexion im Handgelenk.

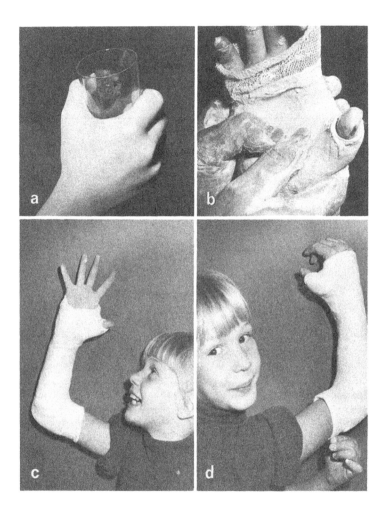

8. Der Naviculare-Gips

Indikation	Naviculare-Fraktur (diese sind beim Kind allerdings *sehr* selten).
Material	1 Tubegauzschlauch, Polsterfilz, Kreppapier, 3–4 schmale Gipsbinden, 1 mehrfache, schmale Gipslonguette.
Technik	Gleiche Technik wie beim zirkulären Oberarmgips (s. IV/3, S. 47), doch wird der Daumen in Opposition (Glasgriff) bis zum Endgelenk eingegipst (**a, c, d**).
Besonderes	– Endphalanx des Daumens muß frei sein. – Faustschluß der übrigen Finger möglich. – Gutes Anmodellieren des noch feuchten Gipses in der Hohlhand (**b**).
Dauer	6–8 Wochen.

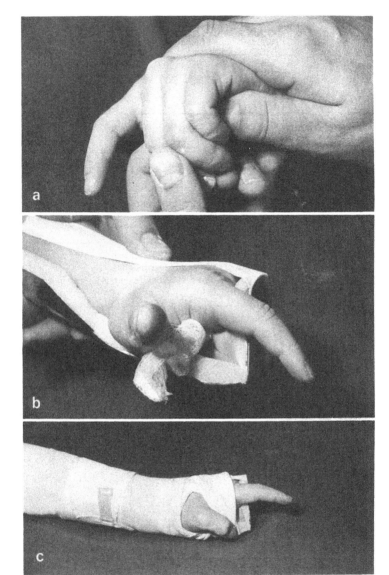

9. Spezialschiene zur Ruhigstellung der subcapitalen Metacarpale-Fraktur (Boxer-Fraktur)

Indikation	Subcapitale Metacarpale-Fraktur.
Material	Polstermaterial, Aluminium- oder Plastikschiene.
Technik	Die Reposition gelingt am besten, wenn die Grundphalanx rechtwinklig flektiert wird (**a**). In diesem Zustand sind die Bänder angespannt. Durch Druck nach dorsal gelingt die Reposition meist gut. In dieser Stellung muß die Fraktur ohne Druck ruhiggestellt werden. ↓ Zurechtbiegen einer breiten Aluminium- oder Plastikschiene, die vorne auf die Breite der Finger zugeschnitten und rechtwinklig umgebeugt wird. Zwischen Hohlhand und flektiertem Finger wird ein leichtes Polster eingelegt. Am Vorderarm wird die Schiene mit einer elastischen Binde angewickelt. Der Finger wird mit Heftpflaster auf die Schiene fixiert (**b**, **c**).
Besonderes	*CAVE:* Druckstellen. Handgelenk in Neutralstellung.
Dauer	2–3 Wochen.

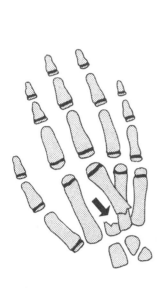

a

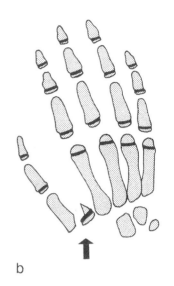

b

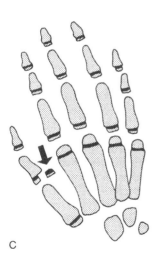

c

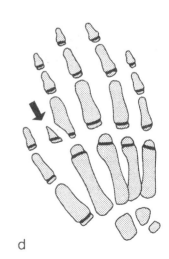

d

10. Operationsindikationen

1. *Basisfraktur der Metacarpalia,* sofern eine Reposition nicht möglich: Offene Reposition und Kirschnerdrahtfixation (**a**).
2. *Irreponible Epiphysenlösungen:* Offene Reposition und Kirschnerdrahtfixation (**b**).
3. *Generell alle Epiphysenfrakturen* (**c**, **d**).

B. Becken und untere Extremität

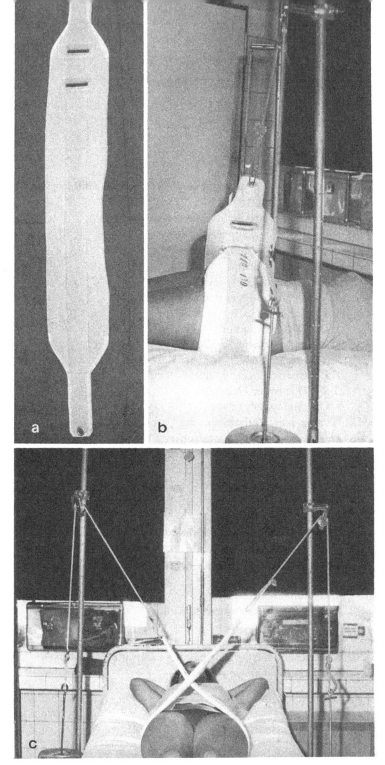

Allgemeines

Bei Fissuren und Schambeinastfrakturen genügt meistens
Bettruhe bis zur Schmerzfreiheit. Ist eine Beckenhälfte nach
cranial verschoben, wird nach der Reposition in Narkose
zusätzlich zum Kreuzzug eine supracondyläre Steinmann-
nagel-Extension angelegt (s. VI/2, S. 79).

1. Der Kreuzzug

Indikation	– Beckenringfraktur. – Symphysensprengung.
Material	1 Beckengurt mit Schlitz (**a**), Extensionsmaterial und Extensionsgewichte.
Technik	Lage der Gurten: – Symphysensprengung: Über dem Trochanter major. – Beckenfraktur: An der Beckenschaufel. Ein 10–20 cm breiter Gurt wird unter dem Gesäß durchgezogen und über dem Abdomen gekreuzt. ↓ Befestigen des Gurtes an beweglichen Gegengewichten (Extensionsgewicht gesamthaft ca. $^1/_4$ des Körpergewichtes) (**b, c**).
Besonderes	Der Patient soll sich wohl fühlen (zuviel oder zuwenig Gewicht).
Dauer	2–4 Wochen: Bis zur Schmerzfreiheit.

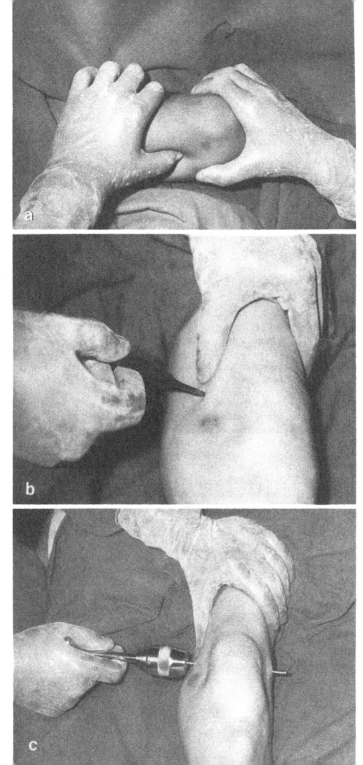

2. Die supracondyläre Steinmannagel-Extension

Indikation
– Im Anschluß an die Reposition eines nach cranial dislocierten Beckenringbruches.
– Nicht dislocierte Hüftpfannenfraktur.
– Verletzungen der Y-Fuge.
– Nach Reposition einer traumatischen Hüftgelenksluxation.

Material
Voraussetzung wie für Operation: Kurznarkose, Desinfektionsmittel, sterile Tücher, Operateur ebenfalls steril angezogen, 1 Skalpell, Steinmannägel 4 mm, Handgriff, sterile Kompressen, sterile Gipsplätzchen und steriles Kreppapier, elastische Binde, Extensionsmaterial.

Technik
Desinfektion der Knieregion, steriles Abdecken. *Lokalisation der Einstichstelle:* Mit der einen Hand werden die Femurcondylen, mit der anderen Hand der Übergang Metaphyse-Diaphyse markiert (**a**). An der Stelle, wo sich der Femurschaft verbreitert, kann der Steinmannagel gefahrlos eingebohrt werden. Die Epiphysenfuge liegt auf der Höhe, wo die Condylen am weitesten ausladen.

↓

Nach Stichincision (**b**) wird von medial her ein Steinmannagel in die Schaftmitte eingebohrt: Parallel zur Condylenachse und rechtwinklig zum Femurschaft (**c**).

↓

Erneute Desinfektion und Abdecken der Einstichstelle mit sterilen Longuetten und sterilen Gipsplätzchen. Lockeres Anwickeln mit Papier und elastischer Binde.

↓

79

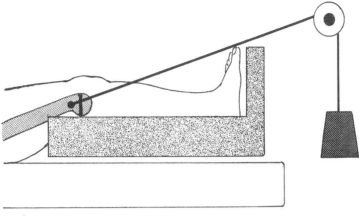

d

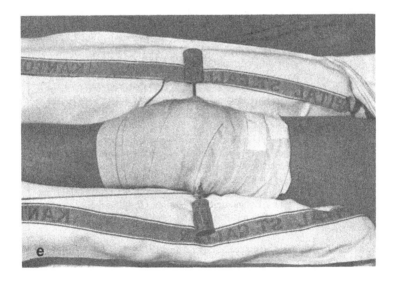

e

Fortsetzung: Steinmannagel-Extension

	$\downarrow$ Montage der Extension und Belasten mit ca. $^1/_{10}$ des Körpergewichtes. Lagerung horizontal in Schaumstoffschiene. Es empfiehlt sich, das Kopfende vom Bett etwas tiefer zu stellen (**d**). **Merke:** Keine feste Verbindung zwischen Seil und Steinmannagel. Letzterer darf sich nicht im Knochen drehen (**e**).
Besonderes	Bei Symphysensprengung zusätzlich Kreuzzug (s. VI/1, S. 77). *CAVE:* Zu festes Anziehen der elastischen Binde. Nach Hüftluxation wird in leichter Abduktion extendiert.
Dauer	3–4 Wochen, dann noch Bettruhe, bis Schmerzfreiheit erreicht ist.

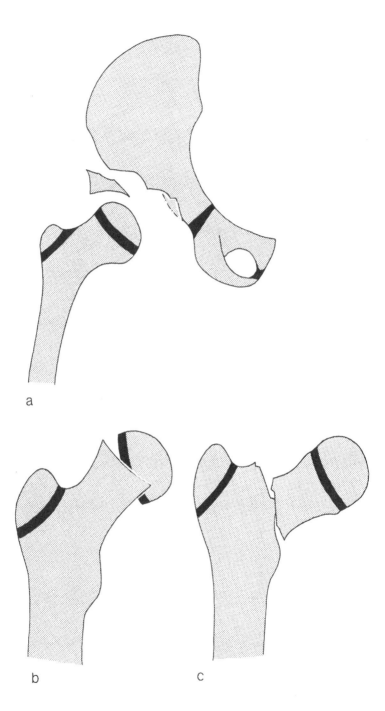

a

b   c

3. Operationsindikationen

1. Dislocierte Acetabulumfraktur: Platten- oder Schrauben-Osteosynthese (**a**).
2. Traumatische Epiphysenlösung: Reposition und KD- oder Schrauben-Osteosynthese je nach Alter (**b**).
3. Schenkelhalsfraktur: KD- oder Schrauben-Osteosynthese (**c**).

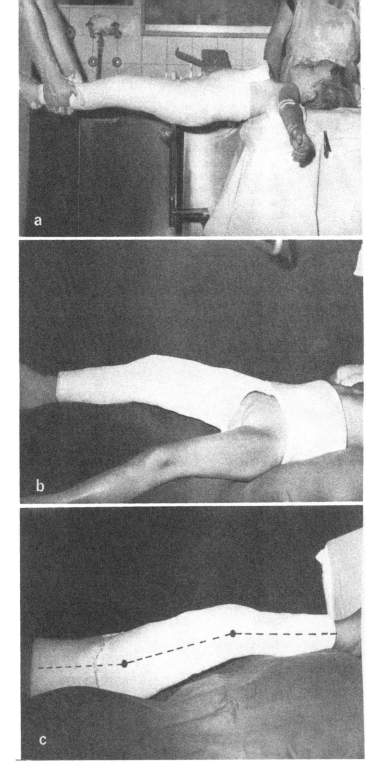

1. Der Beckenbeingips

Indikation	– Nach Reposition einer distalen Femurfraktur. – Eventuell im Anschluß an die Extensionsbehandlung einer Femurfraktur.
Material	Polsterwatte, Kreppapier, 8–10 Gipsbinden 12–15 cm breit, mehrere 10 cm breite, 5-fache Gipslonguetten.
Technik	Der Patient wird auf einem Spezialtisch gelagert (**a**). **Merke:** Stellung der Beine: Leichte Abduktion und Flexion im Hüftgelenk, Knie ebenfalls leicht flektiert (**b, c**). Die Fraktur muß während der ganzen Fixation reponiert gehalten werden. ↓ Zirkuläres Polstern mit synthetischer Watte und Kreppapier proximal bis zum Rippenbogen und distal am gesunden Bein, eventuell bis zum Kniegelenk und am verletzten Bein bis zu den Malleolen. Kontrolle der Reposition unter dem Bildverstärker. ↓ Fixation der Frakturstelle mit 2 Gipsbinden und erneute Kontrolle unter dem Bildverstärker. ↓ Nach Anhärten werden weitere Gipsbinden zirkulär entsprechend der Polsterung gewickelt. Verstärkung des Gipses mit verschiedenen Gipslonguetten. Eine speziell lange Longuette umfaßt beide Hüftgelenke 8er-förmig. ↓ Komplettierung des Gipsverbandes mit 3–4 Gipsbinden. Röntgenkontrolle. ↓

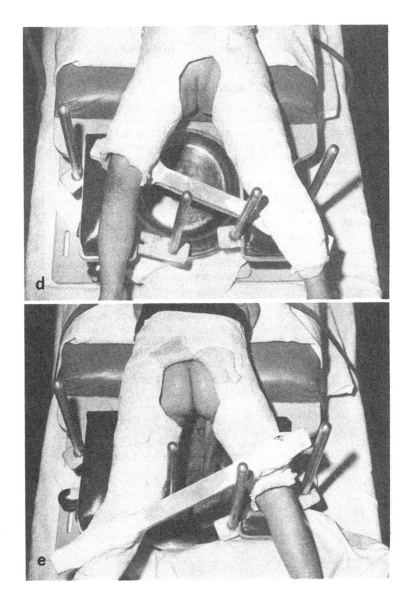

Fortsetzung: Beckenbeingips

	↓
	Um eine bessere Festigkeit zu erzielen, kann dorsal ein Holzstab montiert werden (**d**, **e**). ↓ Ausschneiden des Gipses: Symphyse, Perineum, Analregion müssen frei sein. Wenn die Atmung durch den Gips behindert wird, muß auch am oberen Ende entsprechend ausgeschnitten werden.
Besonderes	– Kontrolle der Zirkulation, Sensibilität und Zehenbeweglichkeit. – Achte auf Druckstellen.
Dauer	– Frische Frakturen: 4–6 Wochen. – Nach Extension: 3–4 Wochen.

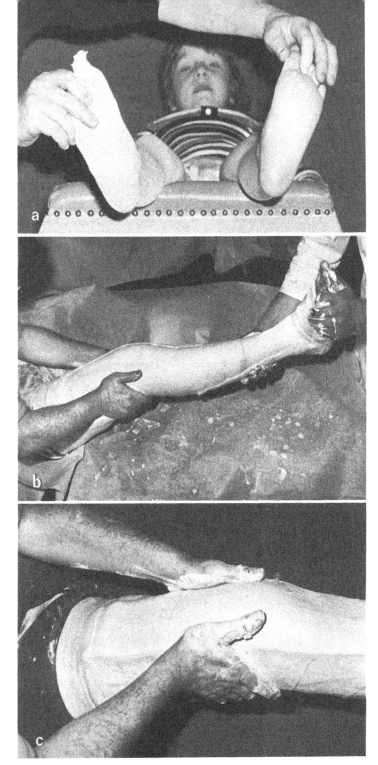

2. Der Oberschenkelliegegips

Indikation	– Supracondyläre Femurfraktur. – Epiphysenlösung am distalen Femur.
Material	Polsterwatte, Kreppapier, 4–6 Gipsbinden 5–15 cm breit, 3 schmale Gipslonguetten.
Technik	Reposition in Narkose. Stellung der Gelenke: Knie 10–15° Flexion, oberes Sprunggelenk in Rechtwinkelstellung, Fuß plantigrad. Während der ganzen Fixation muß die Fraktur reponiert gehalten werden. Kontrolle der Rotation (**a**). ↓ Zirkuläres Polstern des Beines von den Zehenballen bis zum proximalen Oberschenkel mit synthetischer Watte und Kreppapier. ↓ Fixation der Fraktur mit 2 Gipsbinden. ↓ Nach Anhärten des Gipses wird das Bein entsprechend der Polsterung zirkulär mit weiteren Gipsbinden umwickelt. ↓ Verstärkung der Knieregion mit je einer medial und lateral angelegten Gipslonguette. Eine weitere dorsal angelegte Longuette verstärkt den Fuß und das obere Sprunggelenk (**b**). ↓ Abschluß des Gipsverbandes mit 2–3 Gipsbinden. ↓ Ausschneiden eines 5 mm breiten Gipsstreifens und Fixation mit elastischer Binde. Röntgenkontrolle (**d**).
Besonderes	– Kontrolle von Sensibilität, Zirkulation und Zehenbeweglichkeit. – Der Gips muß über den Condylen gut anmodelliert sein (**c**).

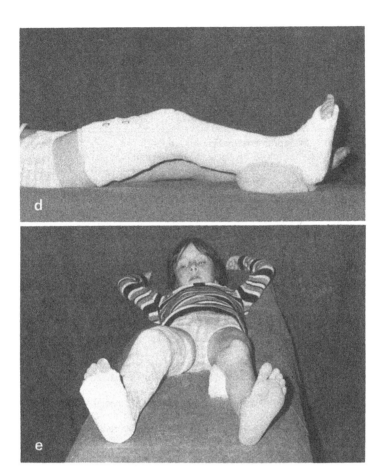

Fortsetzung: Oberschenkelliegegips

	– Zirkuläres Schließen des Gipses nach 3–4 Tagen (e). – Handelt es sich um eine instabile Fraktur, empfiehlt sich zunächst eine Reposition und Fixation der Fraktur bei rechtwinklig gebeugtem Kniegelenk für 2 Wochen. Anschließend Oberschenkelliegegips für nochmals 2 Wochen.
Dauer	3–4 Wochen, anschließend Oberschenkelgehgips für 3 Wochen (s. IX/2, S. 113).

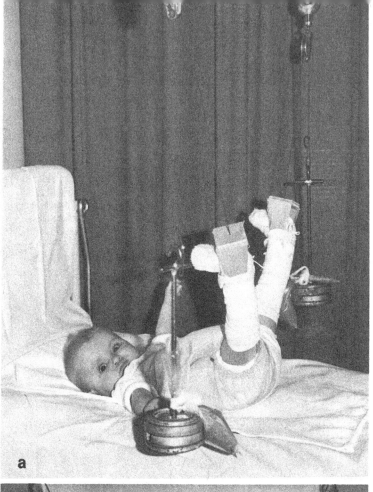

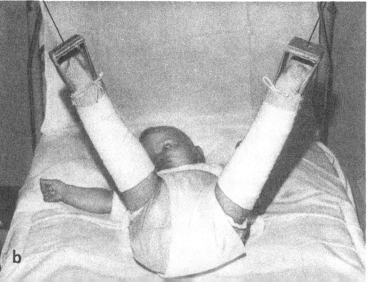

3. Die Overhead-Extension nach Bryant

Indikation	Femurschaftfraktur bei Kindern bis zu 2 Jahren.
Material	Extensionsheftpflaster (z. B. Isofix), 2 Brettchen, elastische Binde, Extensionsmaterial.
Technik	Medial und lateral an beiden Beinen wird u-förmig ein Heftpflasterstreifen geklebt und mit einer elastischen Binde fixiert. ↓ Zwischen Fußsohle und Heftpflasterstreifen muß genügend Raum vorhanden sein, daß ein fußbreites Holzbrettchen oder ein Haken montiert werden kann. An diesem wird eine Extension so angelegt, daß beide Beine vertikal leicht abgespreizt extendiert werden können. Der Zug muß so bemessen sein, daß sich das Gesäß leicht von der Unterlage abhebt. Es empfiehlt sich, das Kind am Oberkörper mit einem Gurt zu fixieren (**a, b**).
Besonderes	– *CAVE:* Achte auf Zirkulation, Sensibilität und Zehenbeweglichkeit an beiden Beinen. – Häufige Kontrollen unbedingt notwendig. Verkürzung von ca. 1 cm erwünscht, da überschießendes Wachstum am frakturierten Oberschenkel zu erwarten ist. **Merke:** Achsenfehler korrigieren sich aus, Rotationsfehler bleiben bestehen.
Dauer	2–3 Wochen, dann Bettruhe bis zur Frakturheilung.

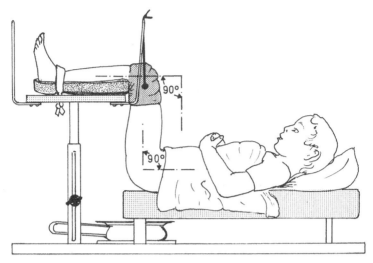

a

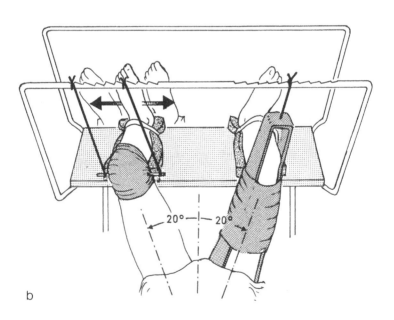

b

4. Die Extension nach Weber

Indikation	Femurschaftfrakturen bei Kindern zwischen 2 und 10–12 Jahren.
Material	Extensionstisch nach Weber, Extensionsmaterial für Steinmannagel- und Heftpflasterextension (s. VI/2, S. 79).
Technik	Von einer Hilfsperson wird das frakturierte Bein in der späteren Extensionslage gehalten: 90° Flexion im Kniegelenk, 20° Abduktion und 90° Flexion im Hüftgelenk (**a, b**).
	↓
	Desinfektion der Knieregion und steriles Abdecken. Lokalisation der Einstichstelle: Mit der einen Hand werden die Femurcondylen, mit der anderen Hand der Übergang Metaphyse-Diaphyse markiert. An der Stelle, wo sich der Femurschaft verbreitert, kann der 4 mm-Steinmannagel eingebohrt werden. die Epiphysenfuge wird so nicht verletzt, da diese auf der Höhe liegt, wo die Condylen am weitesten ausladen (s. VI/2, S. 79).
	↓
	Nach Stichincision wird von medial her ein 4 mm-Steinmannagel in die Schaftmitte eingebohrt. Richtung des Steinmannagels: Bei der bereits erwähnten Stellung des Beines rechtwinklig zur Schaftachse.
	↓
	Erneute Desinfektion und Abdecken der Einstichstelle mit sterilen Longuetten. Lockeres anwickeln mit elastischer Binde.
	↓
	Anlegen einer Heftpflasterextension auf der gesunden Seite: Beginnend auf der Spina iliaca der gesunden Seite wird ein langer, breiter Heftpflasterstreifen hinten am Gesäß durch auf die mediale Oberschenkelseite des nicht gebrochenen Beines geklebt. Vor dem rechtwinklig flektierten Knie wird der Streifen so umgelegt, daß ein Holzbrettchen bequem Platz findet (Abstand zur Patella ca. 1 Handbreite).

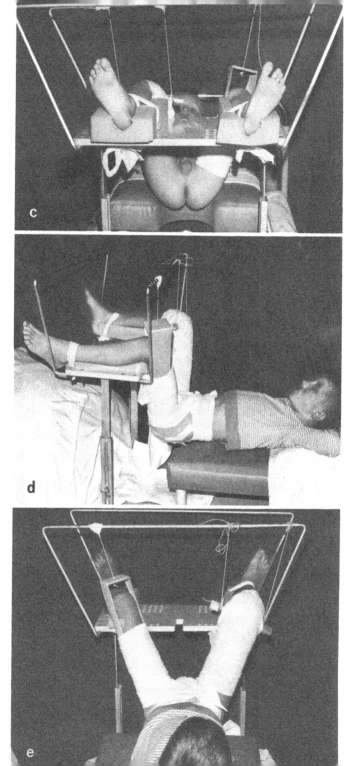

c

d

e

Fortsetzung: Extension nach Weber

Der Heftpflasterstreifen wird nun an der lateralen Oberschenkelseite angeklebt und hinten am Gesäß durch bis auf die Spina iliaca der kranken Seite geführt (wichtig ist, daß sich die Streifen über dem Gesäß der gesunden Seite kreuzen). Anwickeln des Heftpflasterstreifens am nicht frakturierten Bein mit elastischer Binde.

↓

An der Querstange des Extensionstisches werden beide Extremitäten bei rechtwinklig gebeugten Knie- und Hüftgelenken sowie Abduktion der Oberschenkel um je 20° fixiert. Das Becken muß dabei knapp von der Unterlage abgehoben sein (**c, d, e**).

↓

Parallele Fixation der Unterschenkel auf dem Tischblatt in zwei kurzen Schaumstoffschienen. Danach Röntgenkontrolle der Frakturstelle sowie Röntgenaufnahme nach Dunn. Bei Fehlrotation des proximalen Fragmentes kann durch entsprechende Drehung des Unterschenkels die Rotationsfehlstellung korrigiert werden.

Merke: Keine ideale Reposition notwendig. Eine Verkürzung von 1–2 cm ist wegen der Wachstumsstimulation erwünscht. Eine Dislocation ad latus ist belanglos. Wichtig ist die exakte Einstellung der Rotation!

Besonderes – Kontrolle der Sensibilität, Zirkulation und Zehenbeweglichkeit.
– Kein Aufliegen des Beins in der Kniekehle.
– Nach 3–4 Tagen nochmalige Röntgenkontrolle der Frakturstelle sowie Röntgenaufnahme nach Dunn und entsprechende Korrektur.

Dauer 4 Wochen, dann noch für 2 Wochen Bettruhe und anschließend Mobilisation. Falls keine sichere Stabilität der Fragmente besteht, Beckenbeingips noch für 3 Wochen (s. VII/1, S. 85).

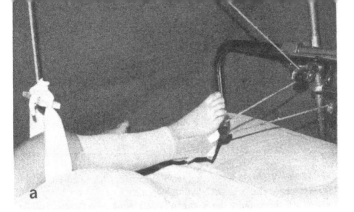

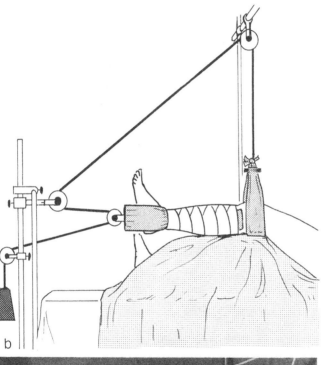

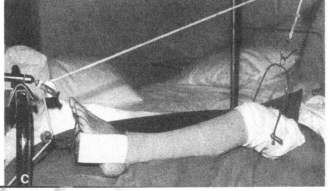

5. Die Russel-Extension

Indikation	Femurschaftfraktur bei Kindern und Jugendlichen ab 10–12 Jahren.
Material	Rutschfeste Extensionsbinde, elastische Binde, Extensionsmaterial, Stoffgurte oder Steinmannagel-Extensionsmaterial. **Merke:** Einfache Frakturen, wo keine starke Verkürzungstendenz besteht, können mit Heftpflaster oder Ventofoam-Extension genügend extendiert werden. Schwierige Frakturen werden besser mit Steinmannagel-Extension behandelt.
Technik	Anlegen einer Heftpflaster- oder Ventofoam-Extension am Unterschenkel. die proximalen Enden werden umgeschlagen und zusätzlich fixiert. ↓ Aufhängen des Beines bei leichter Flexion im Hüft- und im Kniegelenk (**a, b**). **Merke:** Bei schwer dislocierten Frakturen und bei älteren Kindern wird mit Vorteil eine supracondyläre Steinmannagel-Extension angelegt (**c**). (s. VI/2, S. 79)
Besonderes	– Häufige Kontrollen der Zirkulation am Fuß und der Zehenbeweglichkeit notwendig. *CAVE:* Strangulation. – Unter Umständen ist es nötig, an den Zehen eine zusätzliche senkrecht nach oben ziehende Extension anzulegen, damit nicht eine Spitzfußstellung auftritt. – Das Extensionsgewicht muß so bemessen werden, daß das Bein frei schwebt und die Gelenke bewegt werden können.
Dauer	3–4 Wochen, dann Weiterbehandlung im Beckenbeingips bei Frakturen in der proximalen Femurhälfte, oder im Oberschenkelgehgips bei distalen Frakturen.

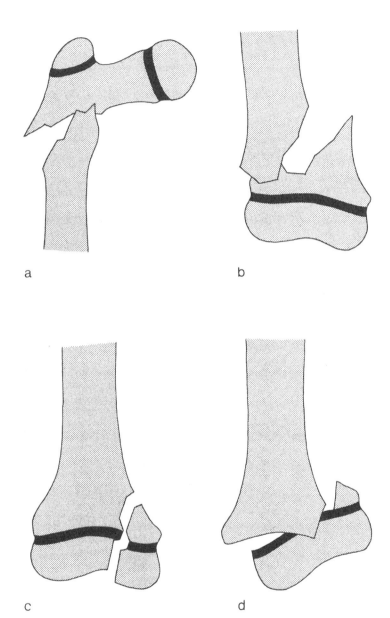

a

b

c

d

6. Operationsindikationen

1. Subtrochantere Femurfrakturen: Diese lassen sich mit der Extensionsbehandlung selten korrekt einstellen: Platten-Osteosynthese (**a**).
2. Irreponible supracondyläre Femurfrakturen: Offene Reposition und KD-Fixation (**b**).
3. Epiphysenfrakturen am distalen Femur (**c**), irreponible Epiphysenlösungen (**d**): Je nach Alter des Kindes - Kirschnerdraht- oder Schraubenfixation.
4. Relative Indikationen: Mehrfragmentfrakturen am Femurschaft sowie offene Femurschaftfrakturen bei älteren Kindern. (Osteosynthese zu Gunsten der Weichteile).

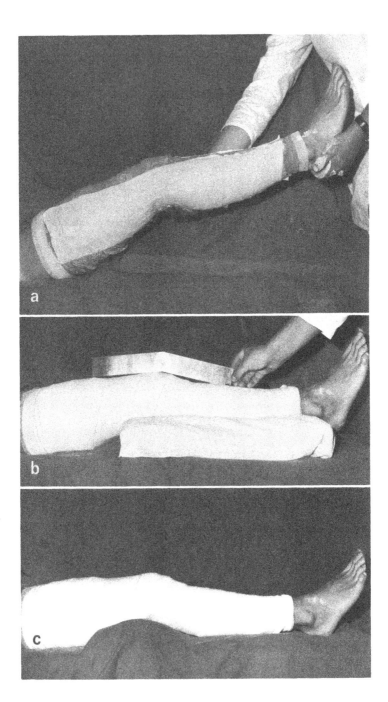

1. Die Oberschenkelgipsschiene

Indikation	a) Primär: – Als Abschwellgips bei Verletzungen der Knieseitenbänder, bei nicht disloziertem Eminentiaausriß, bei Meniscusläsion und bei Patellafrakturen mit intaktem Streckapparat. b) Unmittelbar postoperativ: – Nach Osteosynthesen an der Patella, der Eminentia intercondylica sowie Epiphysenlösungen und -frakturen am Tibiakopf inklusive tuberositas tibiae. – Nach Eingriffen am Ligamentum patellae und an der Quadricepssehne. c) – Nach Bursektomie und Weichteilverletzungen.
Material	Synthetische Watte, zwei 10–15 cm breite, 10-fache Gipslonguetten, Kreppapier, elastische Binden.
Technik	Das Bein wird mit Ausnahme des Fußes und des oberen Sprunggelenkes mit synthetischer Watte gepolstert und diese mit Kreppapier angewickelt. Medial und lateral wird vom oberen Sprunggelenk bis zum proximalen Oberschenkel je eine Gipslonguette angelegt und mit Papier sowie elastischer Binde fixiert (**a, c**). *Kniestellung:* Bei Eminentiaausriß sowie Läsionen der Seitenbänder: mindestens 30° Flexion, sonst: 15° (**b**).
Besonderes	Achte auf Sensibilität, Zirkulation und Motorik am Fuß.
Dauer	a) 5 Tage, dann Oberschenkelgipshülse (s. VIII/2, S. 105). b) 5 Tage, dann geführte Bewegungsübungen bis zur Wundheilung und anschließend Oberschenkelgipshülse (s. VIII/2, S. 105). c) 10–14 Tage.

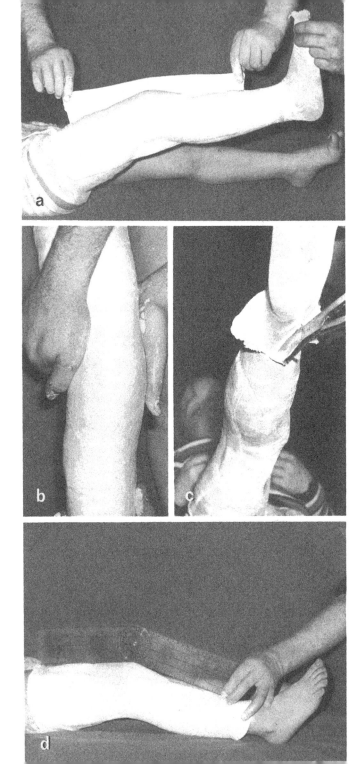

2. Die Oberschenkelgipshülse

Indikation	Primär: Sofern keine starke Schwellung besteht: – Bei Bandverletzungen, nicht dislociertem Eminentiaaus- riß, Meniscusläsion und Patellafraktur mit intaktem Streckapparat. Sekundär: Nach Abschwellung oder nach funktioneller Be- handlung von: – Konservativ behandelten Knieverletzungen. – Osteosynthesen im Kniebereich. – Eingriffen an der Quadricepssehne und am Ligamentum patellae.
Material	Tubegauzschlauch, Polsterfilz, Kreppapier, vier 12 cm breite Gipsbinden, zwei 10 cm breite, 5-fache Gipslongu- etten.
Technik	Anlegen eines Tubegauzschlauches vom Fuß bis zur Ingui- nalgegend. Polsterung mit Filzstreifen oberhalb der Knö- chel, am proximalen Ende des Oberschenkels sowie am Knie. Als Schutz beim Aufschneiden wird auf die Tibiavor- derkante und auf den ventralen Oberschenkel ein Filzstrei- fen angelegt. ↓ Zwei bis drei 12 cm breite Gipsbinden werden von distal nach proximal angewickelt. Die Kniegegend wird mit 10 cm breiten 5-fachen Gipslonguetten medial und lateral ver- stärkt (**a**). Exaktes Anmodellieren der Gipshülse oberhalb des Knies (**b**). ↓ Über der Achillessehne wird ein kurzer Längsschnitt ange- bracht, um Druckstellen zu vermeiden (**c**). ↓ Umlegen der Tubegauzenden und Komplettieren des Gip- ses mit 1–2 Binden.
Besonderes	Flexion im Kniegelenk von 10–20° (**d**).
Dauer	4–6 Wochen.

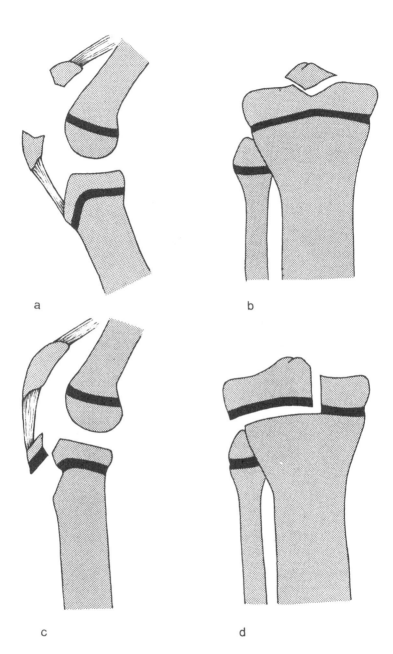

a

b

c

d

3. Operationsindikationen

1. Patellafraktur mit zerrissenem Streckapparat: Zuggurtungs-Osteosynthese (**a**).
2. Eminentiaausriß: Offene Reposition mit Schrauben-Osteosynthese (**b**).
3. Tuberositasausriß (Epiphysenfraktur): Zuggurtungs-Osteosynthese (**c**).
4. Fraktur der Tibiakopfepiphyse: KD-Fixation (**d**).

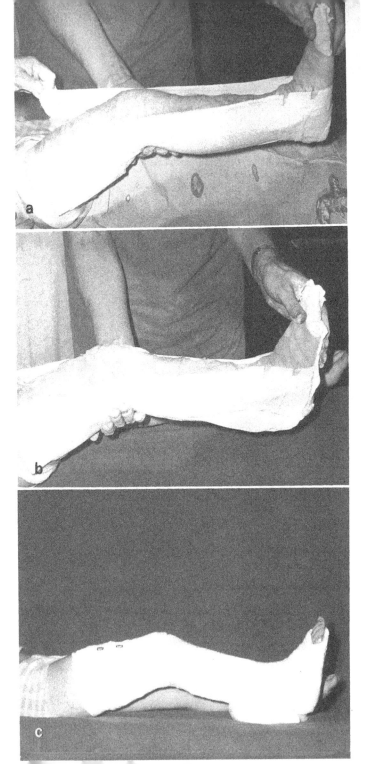

1. Die Oberschenkelgipsschiene nach Härter

Indikation	– Reponierte Unterschenkelfraktur mit starker Schwellung. – Als Transportgips.
Material	Tubegauzschlauch, Polsterfilz oder synthetische Watte, Kreppapier, breite 5-fache Gipslonguetten, elastische Binde.
Technik	**Merke:** Stellung des Kniegelenkes 10–20° Flexion. Stellung des Fußes: plantigrad, Rechtwinkelstellung im OSG. Lagerung der Beine auf einem breiten Holzblock und Kontrolle der Rotation (Vergleich mit dem gesunden Bein). ↓ Über das Bein wird vom Fuß bis zur Inguinalgegend ein Tubegauzschlauch gezogen. Dünnes, zirkuläres Polstern mit synthetischer Watte oder Filz. Anwickeln des Polstermaterials mit Kreppapier. ↓ Eine breite, 5-fache Gipslonguette wird von der Außenseite des Oberschenkels u-förmig um den Fuß gelegt und bis zur Innenseite des proximalen Oberschenkels geschlagen (**a**). ↓ Eine zweite Gipslonguette wird L-förmig von den Zehengrundgelenken über die Wade bis zum dorsalen Oberschenkel gelegt (**b**). ↓ Anmodellieren der Longuetten und Fixation mit Kreppapier. Zusätzliche Fixation mit elastischer Binde (**c**).

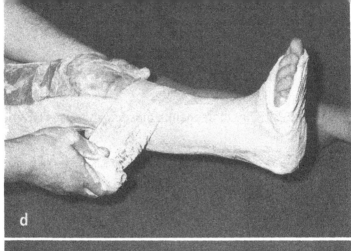

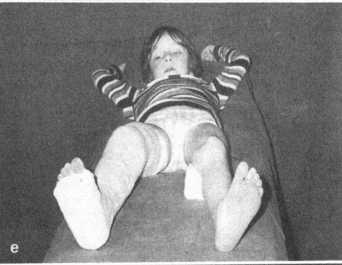

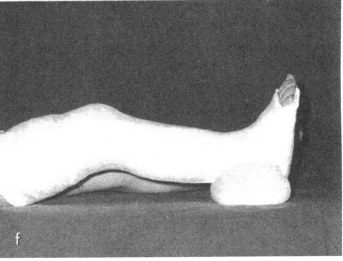

Fortsetzung: Oberschenkelgipsschiene nach Härter

Besonderes	Diese Schiene gestattet ein Anschwellen des Beines, Zirkulationsstörungen können kaum auftreten, da vorne eine breite Spalte bleibt. Nach Abschwellen kann diese Schiene direkt in einen zirkulären Oberschenkelliegegips umgewandelt werden, indem breite Gipsbinden unter leichtem Zug angewickelt werden (**d**).
Dauer	2 Wochen, dann bei einfachen Frakturen Anlegen eines Oberschenkelgehgipses. Bei instabilen Frakturen kann die Gipsschiene in einen Oberschenkelliegegips umgewandelt werden (**e, f**).

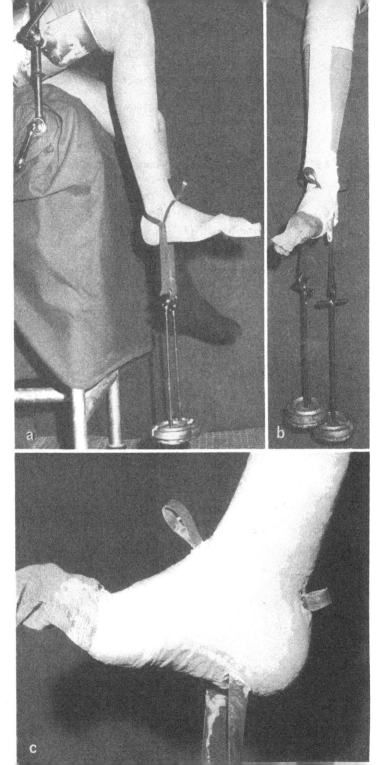

2. Der primäre Oberschenkelgehgips nach Böhler-Dehne

Bei älteren Kindern (ab 12 Jahren) kann die Unterschenkelschaftfraktur primär funktionell behandelt werden, indem nach der Reposition ein gut anmodellierter Oberschenkelgehgips angelegt wird. Dieser Gips wird nach 1–2 Wochen in einen Sarmiento-Gipsstiefel umgewandelt, was eine freie Beweglichkeit im Knie und funktionelle Nachbehandlung erlaubt.

Indikation   Unterschenkelschaftfrakturen ohne Gelenkbeteiligung bei älteren Kindern und Erwachsenen.

Material   Extensionsband, Tubegauzschlauch, Polsterfilz, Kreppapier, 6–8 Gipsbinden, Gipslonguetten.

Technik   Reposition: Ein in der Mitte längs eingeschnittenes Plastikband wird mit festen Bostichklammern so an den Knöcheln fixiert, daß es nicht abrutscht und vorne und hinten eine Schlaufe entsteht (**a, b**). an diesem Band kann ein axialer Zug am hängenden Unterschenkel angelegt werden. Nach diesem Längszug gelingt die Reposition oft einfach.

↓

Minimale Polsterung mit Filzstreifen an den vorstehenden Knochenpartien. Anwickeln der Polsterung mit Kreppapier (**b**).

↓

Vorerst wird der Fuß und das obere Sprunggelenk in Rechtwinkelstellung eingegipst und exakt anmodelliert (**c**).

↓

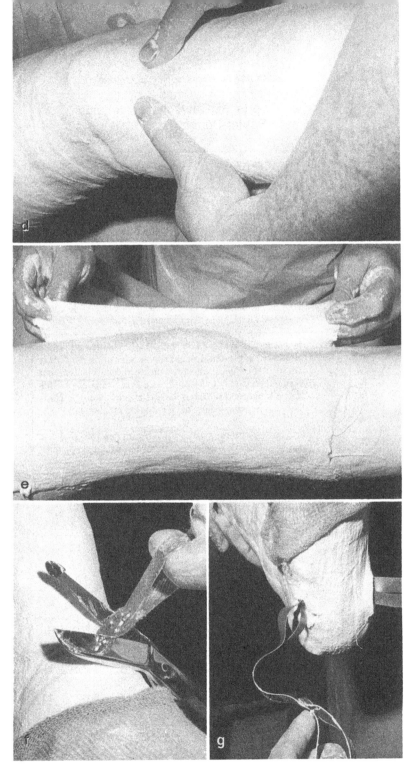

Fortsetzung: Oberschenkelgehgips
nach Böhler-Dehne

↓

Nach Anhärten des Gipses wird eine 2. Gipsbinde bis zur Tuberositas tibiae gelegt. Exaktes Anmodellieren und eventuell noch Korrektur der Frakturstellung.

↓

Verstärken des Gipsstiefels mit einer dorsal angelegten L-Longuette. Nach Anhärten des Gipsstiefels Entfernen des Extensionsgewichtes. Das Knie kann nun gestreckt werden.

↓

Komplettieren des Gipsstiefels zum Oberschenkelgips. Verstärkung der Kniepartien durch zwei seitlich angelegte Longuetten (e).

↓

Exaktes Anmodellieren der Kniepartie, hauptsächlich der Tuberositas tibiae, des Ligamentum patellae und der Patella sowie Ausüben eines flachen Druckes an der proximalen Wadenmuskulatur sind sehr wichtig (d).

↓

Nach Aushärten des Gipses kann das Extensionsband entfernt werden, indem die beiden Schlaufen hervorgezogen und abgeschnitten werden (f, g).

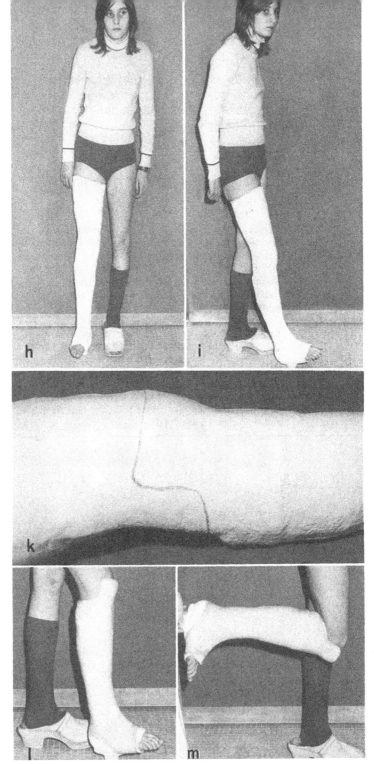

Fortsetzung: Oberschenkelgehgips nach Böhler-Dehne

Besonderes	– Wenn bei der Röntgenkontrolle Fehlstellungen festgestellt werden, müssen diese nach Aushärten des Gipses durch Keilen korrigiert werden (s. Allgemeiner Teil).
	– Der Gips darf sofort zum Gehgips umgewandelt werden. Frühmobilisation und Teilbelastung bis zur Schmerzgrenze sind erwünscht (**h, i**).
	– Wenn die Patienten aus irgendeinem Grund nicht für einige Tage hospitalisiert werden können, muß der Gips gespalten werden. Teilbelastung ist in diesem Fall erst nach Schließen des Gipses erlaubt.
Dauer	1–2 Wochen, dann Umwandeln in Gipsstiefel (**k, l, m**).

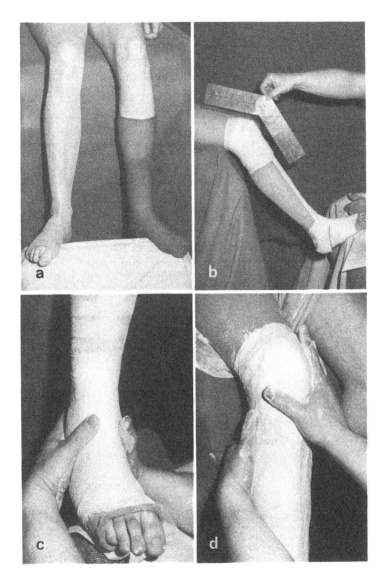

3. Der Gipsstiefel nach Sarmiento

	Bei älteren Kindern und Erwachsenen kann die Unterschenkelschaftfraktur funktionell konservativ behandelt werden. Es empfiehlt sich bei der frischen Fraktur vorerst einen Oberschenkelgehgips nach Dehne anzulegen. Unter Umständen kann diese Behandlungsart nach Extension durchgeführt werden.
Indikation	– Unterschenkelschaftfrakturen nach Reposition und kurzer Oberschenkelgehgipsbehandlung. – Einfache, nicht dislocierte Unterschenkelfrakturen ohne große Schwellung und ohne Verkürzungstendenz.
Material	1 Tubegauzschlauch, Polsterfilz, Kreppapier, vier 12 cm breite Gipsbinden, eine 5-fache 10 cm breite Gipslonguette, eine 20 cm breite Gipslonguette, ein Absatz und eine wasserfeste Gipsbinde.
Technik	Kontrolle der Rotation durch Vergleich mit der gesunden Seite (**a**). ↓ Patient in sitzender Stellung, Knie 45° flektiert, Fuß plantigrad und Rechtwinkelstellung im OSG (**b**). ↓ Über das Bein wird ein Tubegauzschlauch bis zur Mitte des Oberschenkels gezogen. Minimale Polsterung der vorstehenden Knochenpartien. Anwickeln der Polsterung mit Kreppapier. ↓ Eine erste Gipsbinde wird um den Fuß und die Knöchelgegend gelegt. Achte besonders auf die Rechtwinkelstellung im OSG (**c**). ↓ Eine zweite Gipsbinde fixiert den Unterschenkel. ↓ Die dritte Gipsbinde reicht bis eine Handbreite über die Patella. **Merke:** Sorgfältiges Anmodellieren sehr wichtig: Tibiaplateau, Ligamentum patellae, Femurcondylen. Von der Kniekehle wird mit der flachen Hand ein Gegendruck ausgeübt (**d**). ↓

119

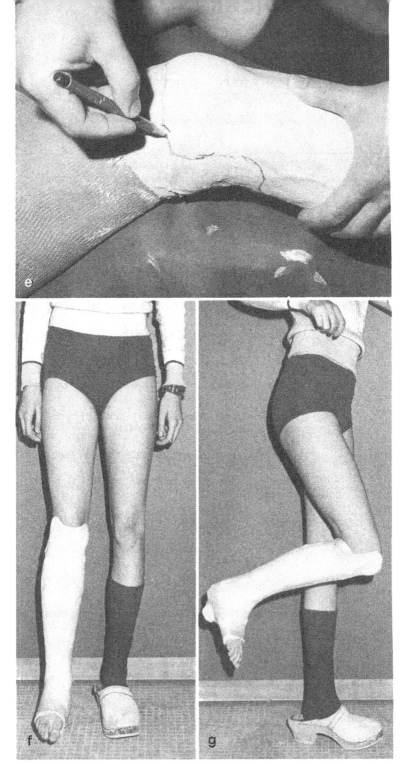

Fortsetzung: Gipsstiefel nach Sarmiento

	↓
	Verstärkung mit einer breiten U-förmigen Gipslonguette und einer breiten Gipslonguette um das Kniegelenk.
	↓
	Der erhärtete Gips wird so zurechtgeschnitten, daß die Femurcondylen und ein Teil der Patella miteingeschlossen bleiben (e), das Knie aber bis mindestens 90° flektiert und voll gestreckt werden kann (f, g).
	↓
	Montage des Absatzes in Verlängerung der Tibiaachse mit einer wasserfesten Gipsbinde.
Besonderes	– Der Gips darf je nach Beschwerden des Patienten teil- bis vollbelastet werden. – Genaue Kontrolle der Rotation: Vergleich mit der gesunden Seite. – Straffes Sitzen des Gipses und exaktes Modellieren sind Voraussetzung für ein gutes Resultat. Lockere Gipse müssen gewechselt werden. *CAVE:* Varus- und Rekurvationsfehlstellung.
Dauer	4–8 Wochen, je nach Alter.

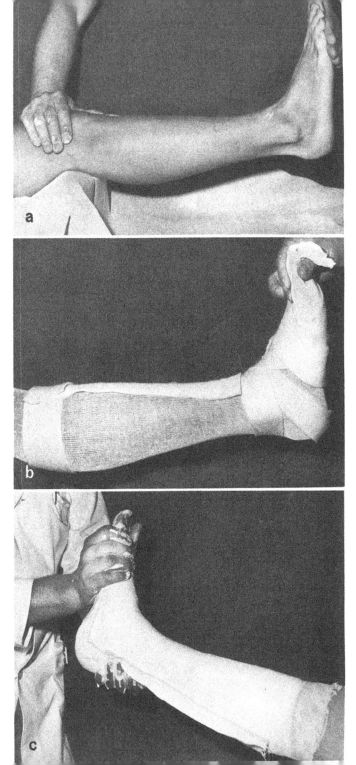

4. Der Unterschenkelgehgips

Indikation	– Nach Oberschenkelgipsbehandlung einer Unterschenkelschaftfraktur. – Schwere Weichteil- und Muskelcontusionen.
Material	Tubegauzschlauch, Polsterfilz, Kreppapier, vier 12 cm breite Gipsbinden, eine 10 cm breite, 5-fache Gipslonguette, eine kurze schmale Gipslonguette, Absatz und wasserfeste Gipsbinde.
Technik	Anlegen des Gipses bei flektiertem Knie und Rechtwinkelstellung im oberen Sprunggelenk (**a**). Über den Fuß und den Unterschenkel wird ein Tubegauzschlauch gezogen. ↓ Mit einem Filzstreifen werden Ferse, Malleolen und Vorfuß in einer Tour faltenlos umwickelt. Eine weitere zirkuläre Tour wird auf Höhe des Fibulaköpfchens gelegt. Schutz der Tibiavorderkante durch einen Längsstreifen (**b**). ↓ Mit 2 Gipsbinden wird von distal her der Fuß und der Unterschenkel umwickelt. Zur Verstärkung wird die Gipslonguette dorsal von der Kniekehle bis zu den Zehengrundgelenken gelegt (**c**). *CAVE:* Kein Zug über dem Calcaneus, gefährliche Druckstelle! ↓

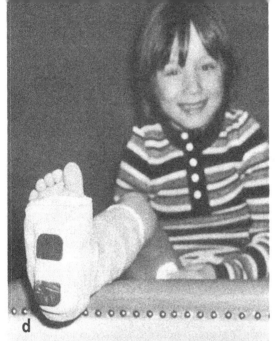

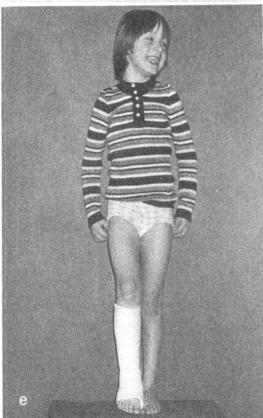

Fortsetzung: Unterschenkelgehgips

	↓ Umlegen der Tubegauzenden und Komplettieren des Gipses mit 2 weiteren Gipsbinden. Während des Aushärtens muß der Gips an der Fußsohle anmodelliert werden: Linke Hand modelliert linkes Fußgewölbe, rechte Hand modelliert rechtes Fußgewölbe (**c**). ↓ Auffüllen des Fußgewölbes mit einer Gipslonguette und Montage des Absatzes mit einer wasserfesten Gipsbinde. Bei kleinen Kindern werden flache Doppelabsätze montiert (**d, e**).
Besonderes	– Absatz in Verlängerung der Tibia. – Die Zehen werden frei gelassen. – Achte auf Zirkulation, Sensibilität und Zehenbeweglichkeit.
Dauer	3–4 Wochen bis zur gesicherten Frakturheilung.

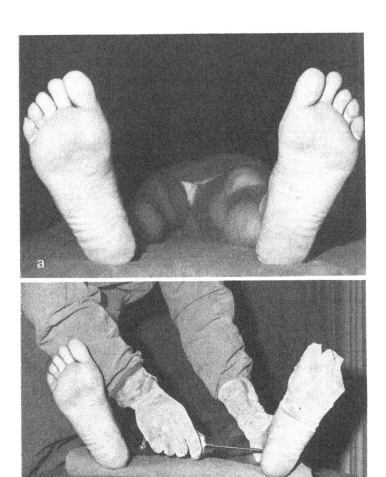

5. Die Calcaneus-Steinmannagel-Extension

Indikation	Instabile Unterschenkelfraktur mit Verkürzungstendenz, wenn eine funktionelle Gipsbehandlung nicht möglich ist.
Material	Voraussetzung wie für eine Operation. Skalpell, Steinmannägel 4 mm mit Handgriff, sterile Gipsplätzchen und Kreppapier, elastische Binde, Extensionsmaterial.
Technik	Steriles Abdecken des Fußes (Gummihandschuh) über den Vorfuß), Kontrolle der Rotation im Vergleich zur gesunden Seite (**a**).
	↓
	Stichincision medial am Calcaneus unterhalb des Gefäßnervenbündels und unterhalb des unteren Sprunggelenkes.
	↓
	Palpieren der medialen Calcaneusfläche mit der Spitze des Steinmannagels und Einbohren des Nagels mit dem Handgriff (**b**).
	Merke: Der Nagel wird nicht senkrecht zum Calcaneus, sondern bei korrekter Außenrotation des Fußes (Vergleich mit der gesunden Seite) horizontal zur Unterlage eingebohrt.
	↓
	Nochmalige Desinfektion und Abdecken der Einstichstellen mit sterilen Longuetten und Gipsplätzchen. Lockeres Anwickeln mit Papier und elastischer Binde.

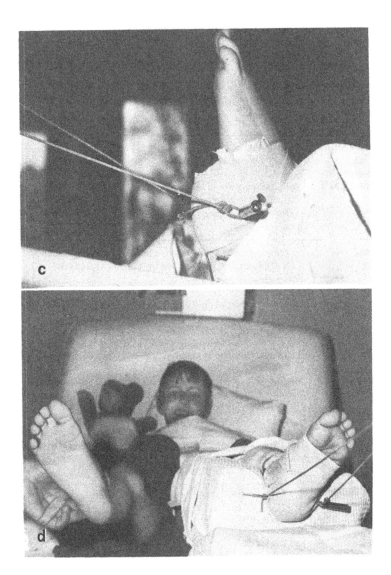

Fortsetzung: Calcaneus-Steinmannagel-Extension

	↓ Reposition und Montage der Extension. Zug mit 2–3 kg, so daß die Reposition gehalten wird. Lagerung auf Schaumstoff- und Extensionsschiene (**c, d**).
Besonderes	– Die Fraktur soll nicht distrahiert, sondern nur durch die Extension gehalten werden. – Kontrolle der Sensibilität, Zirkulation und Zehenbeweglichkeit. *CAVE:* Druckstellen, Tibialis anticus- oder Tibialis posticus-Syndrom.
Dauer	2–3 Wochen, bis das Bein frei gehoben werden kann. Anschließend Gipsbehandlung.

6. Operationsindikationen

Operationsindikationen bei Unterschenkelfrakturen sind sehr selten. Bei schweren, offenen Frakturen, eventuell mit Begleitverletzungen, kann die Osteosynthese aber angezeigt sein. (Zu Gunsten der Weichteile).

129

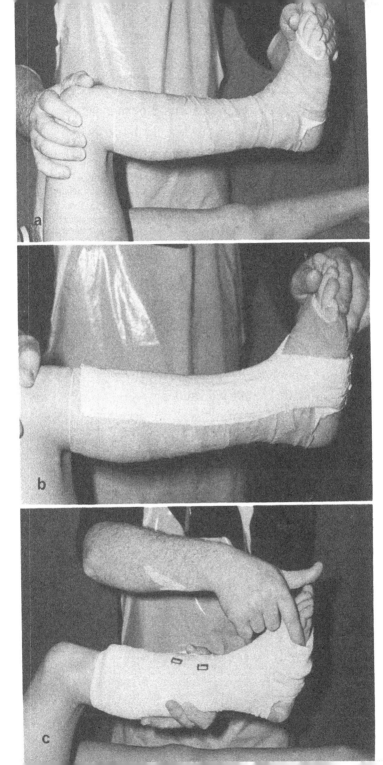

1. Der Steigbügelgipsverband

Indikation	Allgemein: Wenn eine kurz dauernde Ruhigstellung des OSG, USG oder des Fußes erwünscht ist. – als Abschwellgips bei Distorsionen des oberen Sprunggelenkes ohne Bandausriß. – Bei Mittelfußcontusionen und Distorsionen im Chopart-Gelenk. – Postoperativ nach Osteosynthese und Weichteiloperationen am OSG und distalen Unterschenkel.
Material	Synthetische Watte, Kreppapier, zwei 10 cm breite Gipslonguetten, welche zu einem Drittel längs eingeschnitten werden, elastische Binde.
Technik	Die geforderte Rechtwinkelstellung im OSG kann bei gebeugtem Knie am besten erreicht werden. Zirkuläres Polstern des Fußes und des Unterschenkels mit synthetischer Watte. Anwickeln mit Papier (**a**). ↓ Die Gipslonguetten werden auf die Vorderseite des Unterschenkels gelegt, wobei die beiden Enden den rechtwinklig gebeugten Fuß umfassen (**b**). **Merke:** Erste Longuette umfaßt den Mittelfuß, zweite Longuette umfaßt den Vorfuß. ↓ Fixation der Longuetten mit Papier und elastischer Binde.
Besonderes	Der laterale Fußrand ist druckstellengefährdet. Es empfiehlt sich deshalb, während des Erhärtens den Finger zwischen Gips und lateralem Fußrand einzuschieben (**c**).
Dauer	5–7 Tage, je nach Schwellung.

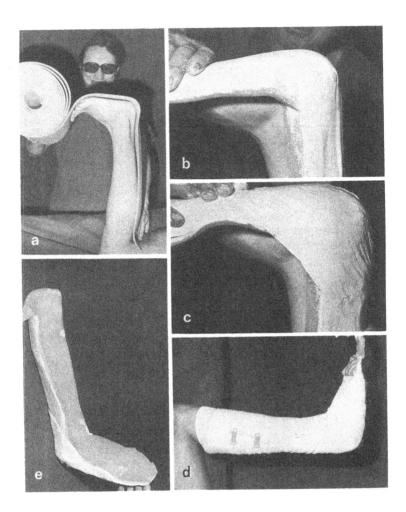

2. Die abnehmbare dorsale Unterschenkelgipsschiene

Indikation	– Wundheilungsstörungen im Bereiche des oberen Sprunggelenkes und des Fußes. – Spitzfußprophylaxe nach Ausfall des Nervus peronaeus, bis ein orthopädischer Apparat (Heidelbergerschiene) angefertigt ist.
Material	3 mm dicker Schaumgummistreifen, eine 10 cm breite, 10-fache Gipslonguette, zwei kurze 10 cm breite, 5-fache Gipslonguetten, Kreppapier, elastische Binde.
Technik	Es ist einfacher, die Rechtwinkelstellung im oberen Sprunggelenk zu erreichen, wenn der Patient auf dem Bauch liegt und das Knie flektiert ist. Abmessen des Schaumgummistreifens (**a**). ↓ Anlegen der Gipslonguette. Beidseits am Calcaneus werden Longuette und Schaumgummi eingeschnitten, übereinandergelegt und mit zusätzlichen Gipslonguetten verstärkt (**b**, **c**). ↓ Umwickeln mit Kreppapier und elastischer Binde (**d**). ↓ Nach Aushärten wird die elastische binde und das Papier entfernt. die Schiene kann so einfach abgenommen und wieder angelegt werden (**e**).
Besonderes	Bei lebhaften Kindern muß die Schiene im Malleolengebiet gut verstärkt werden, da sonst in diesem Gebiet Bruchstellen auftreten.
Dauer	Bis zur gesicherten Wundheilung.

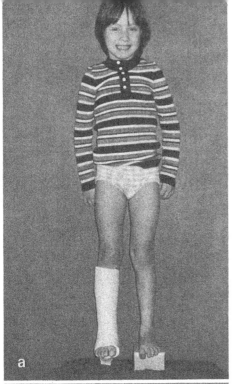

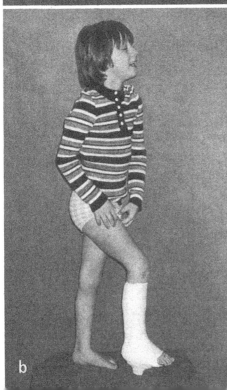

3. Der Unterschenkelgehgips

Indikation	– Nach operierter Epiphysenfraktur oder eventuell -lösung am oberen Sprunggelenk. – Nach Bandnähten. – Nach Achillessehnennaht (sehr selten). – Bei schweren Fußdistorsionen. Der Unterschenkelgehgips wird erst postoperativ nach 5 Tagen Steigbügelgips und funktioneller Nachbehandlung angelegt.
Material	S. Unterschenkelgehgips (IX/4, S. 123).
Technik	S. Unterschenkelgehgips (IX/4, S. 123).
Dauer	– Nach operierten Epiphysenfrakturen oder eventuell -lösungen: 5 Wochen. – Nach Distorsionen: 2–3 Wochen.

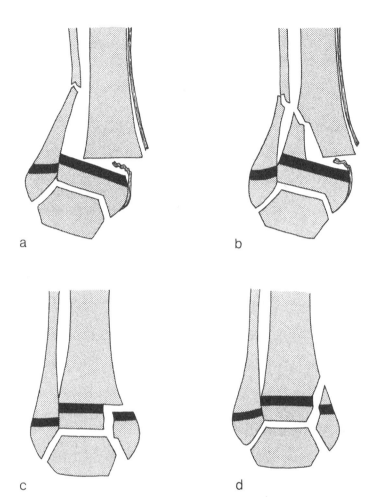

a

b

c

d

4. Operationsindikationen

1. Irreponible Epiphysenlösungen beim älteren Kind: Offene Reposition und KD-Fixation (**a, b**).
2. Alle Epiphysenfrakturen: Offene Reposition und Osteosynthese mit Kirschnerdraht oder Schraube parallel zur Fuge (**c, d**).
3. Relative Indikation: Ruptur des Ligamentum fibulotalare anterius: Bandnaht.

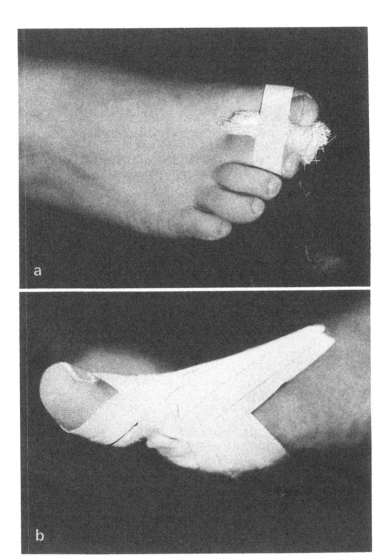

1. Die Heftpflasterfixation

Indikation	– Zehenluxation. – Zehenfraktur.
Material	Eine Gazekompresse, Heftpflaster.
Technik	Zwischen die verletzte und eine gesunde Zehe wird ein Gazestreifen gelegt. Mit Heftpflaster Fixation der beiden Zehen gegeneinander (**a**).
Besonderes	– Keine zu straffe Fixation, da sonst die Zirkulation der Zehe gefährdet ist. – Unter Umständen ist es nötig, die Zehenfraktur mit einem Unterschenkelgehgips mit Zehenplatte zu versorgen (s. XI/3, S. 141).

2. Der Hohmann-Dachziegelverband

Indikation	– Zehenluxation. – Zehenfraktur.
Material	Schmale Heftpflasterstreifen.
Technik	Schichtweises Übereinanderkleben von schmalen Heftpflasterstreifen, die auf der medialen Seite (Großzehe) oder auf der dorsalen Seite (übrige Zehen) gekreuzt werden (**b**).
Besonderes	*CAVE:* Strangulation.
Dauer	2 Wochen.

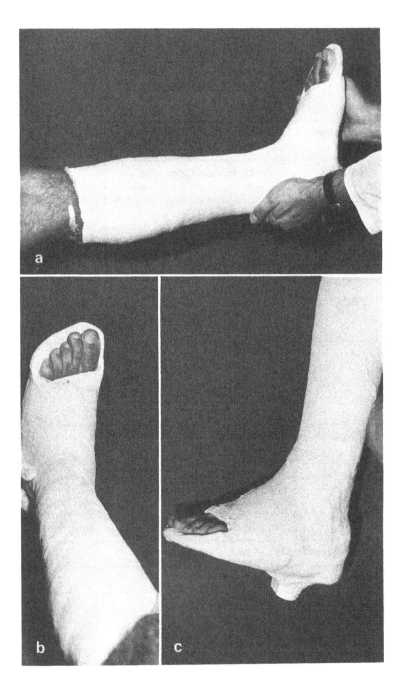

3. Der Unterschenkelgehgips mit Zehenplatte

Indikation	– Fraktur des Mittel- und Vorfußes: Eventuell im Anschluß an einen Steigbügelgipsverband bis zur Abschwellung. – Zehenfrakturen, welche mit einem Heftpflasterverband nicht allein genügend fixiert werden können.
Material	Tubegauzschlauch, Polsterfilz oder Webril, Kreppapier, vier 12 cm breite Gipsbinden, eine 10 cm breite, 5-fache Gipslonguette, eine kurze Gipslonguette und ein Absatz mit wasserfester Gipsbinde.
Technik	Die Polsterung und die ersten beiden Gipsbinden wie beim Unterschenkelgehgips (s. IX/4, S. 123). Rechtwinkelstellung im OSG, Fuß plantigrad. Die dorsal angelegte Gipslonguette muß so lange bemessen sein, daß sie bis über die Zehen hinausreicht und nach unten zurückgeschlagen werden kann, damit eine größere Stärke der Sohle erreicht wird (**a**). Der Gips ist danach bündig mit den Zehenkuppen. Mit einer Gipsbinde wird die Sohle und das OSG fixiert, Abschluß wie beim Unterschenkelgehgips (**b**, **c**).
Besonderes	– Bei besonderen Indikationen können auch einzelne Zehen im Gips eingebettet werden. – Gutes Anmodellieren des Gipses im Fußgewölbe. – Achte auf Zirkulation und Sensibilität.
Dauer	3–4 Wochen.

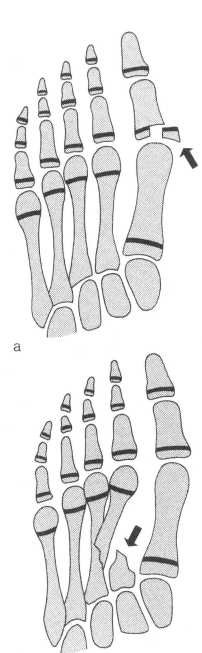

a

b

4. Operationsindikationen

1. Epiphysenfraktur an der Großzehe: KD-Fixation (**a**).
2. Nicht reponierbare Frakturen der Metatarsalia: Kirschnerdrahtspickung (**b**).
3. Offene Trümmerfraktur.

C. Wirbelsäule

XII. Fixationen bei Verletzungen der Wirbelsäule

Allgemeines

Verletzungen der Wirbelsäule im Kindesalter sind relativ selten, da die Wirbelsäule noch viel flexibler und elastischer ist als bei Erwachsenen. Nur bei extremen Gewalteinwirkungen wie Verkehrsunfällen und Stürzen aus großer Höhe sind Wirbelverletzungen möglich.

Die Behandlung ist im Prinzip ähnlich wie bei Erwachsenen. Eine Ruhigstellung ist wegen der rascheren Frakturheilung bei Kindern selten länger als 8 Wochen notwendig.

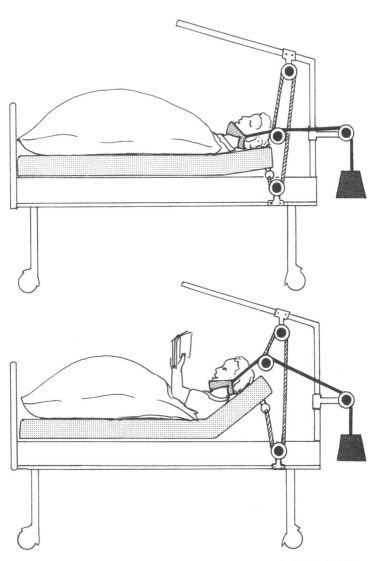

Extensionsmontage für axialen Zug an der Halswirbelsäule (Dehne). Mit einem zusätzlichen Rad, welches sich parallel mit dem Kopfteil des Bettes verschiebt, bleibt der Extensionszug in der gewünschten axialen Richtung, auch wenn der Kopfteil des Bettes angehoben wird. Diese Einrichtung ist eine große Erleichterung für die Pflege und Betreuung der Patienten (Essen, Lesen, Spielen usw.).

Bei Frakturen der Wirbelsäule mit neurologischen Ausfällen sind unter Umständen eine operative Revision und Stabilisation indiziert.

HWS   Luxationen und Subluxationen der kleinen Wirbelgelenke können relativ häufig nach Traumen auftreten. Eine Luxation von Atlas und Epistropheus kommt selten nach Erkrankungen der Atemwege vor.

Therapie: Bei frischen Luxationen kann unter Umständen durch Manipulation eine Reposition herbeigeführt werden. Am einfachsten gelingt die Reposition aber durch axialen Zug mit einer Kinnhalfter (s. Schema). Wenn nach der Reposition noch keine Schmerzfreiheit erreicht ist, muß ein Wattekragen oder Schanzscher Kragen für einige Wochen angelegt werden (s. Gipsfibel 1).

BWS   Frakturen der Brustwirbelkörper sind sehr selten und man sollte bei jeder Fraktur auf dieser Höhe an eine pathologische Fraktur denken (z. B. eosinophiles Granulom).

Therapie: Gipskorsett in Extensionsstellung (s. Gipsfibel 1). Ruhigstellung für ca. 8 Wochen.

LWS   Die Beweglichkeit der Lendenwirbelsäule ist bei Kindern sehr groß und Verletzungen sind entsprechend selten. Bei Luxationen oder Frakturen kann ein Cauda equina-Syndrom auftreten!

Therapie: Je nach Schwere der Fraktur genügt Bettruhe bis zur Schmerzfreiheit. Unter Umständen muß ein Gipskorsett angelegt werden. Sollte trotz der konservativen Behandlung eine Instabilität bestehen bleiben, so ist die Spondylodese indiziert.

Sachverzeichnis

Kliniktaschenbücher

H.A. Baar, H.U. Gerbershagen: **Schmerz-Schmerz-krankheit-Schmerzklinik.** 16 Abb. VIII, 80 Seiten 1974. DM 12,80; US $5.30 ISBN 3-540-06553-9

H.-J. Bandmann, S. Fregert: **Epicutantestung.** Einführung in die Praxis. Im Namen der International Contact Dermatitis Research Group. 4 Abb., 17 Tab. VII, 100 Seiten. 1973. DM 12,80; US $5.30 ISBN 3-540-06237-8

G.G. Belz, M. Stauch: **Notfall-EKG-Fibel.** Mit einem Beitrag von F.W. Ahnefeld. 40 Abb. VIII, 92 Seiten 1975. DM 16,80; US $6.90 ISBN 3-540-07342-6

O. Benkert, H. Hippius: **Psychiatrische Pharmako-therapie.** Ein Grundriß für Ärzte und Studenten 15 Abb., 3 Tab. XIII, 252 Seiten. 1974 DM 19,80; US $8.20 ISBN 3-540-07031-1

W. Dick, F.W. Ahnefeld: **Primäre Neugeborenen-Reanimation.** 45 Abb. VIII, 113 Seiten. 1975 DM 16,80; US $6.90 ISBN 3-540-07265-9

M. Eisner: **Abdominalerkrankungen.** Diagnose und Therapie für die Praxis. 35 Abb., 45 Tab. XIV, 229 Seiten. 1975. DM 24,–; US $9.90 ISBN 3-540-07378-7

Endoskopie und Biopsie in der Gastroenterologie Technik und Indikation. Herausgeber: P. Frühmorgen, M. Classen. Mit Beiträgen zahlreicher Fachwissenschaftler. Mit einem Geleitwort von L. Demling 100 Abb. XII, 223 Seiten. 1974. DM 19,80; US $8.20 ISBN 3-540-06762-0

H. Feldmann: **HNO-Notfälle.** 65 Abb. X, 156 Seiten 1974. DM 12,80; US $5.30 ISBN 3-540-06531-8

F. Freuler, U. Wiedmer, D. Bianchini: **Gipsfibel I** Geläufige Fixationen und Extensionen bei Verletzungen im Erwachsenenalter. Mit einem Vorwort von B.G. Weber. 42 Abb. in 155 Teildarstellungen XII, 110 Seiten. 1975. DM 19,80; US $8.20 ISBN 3-540-06922-4

Preisänderungen vorbehalten

Springer-Verlag
Berlin Heidelberg New York

Kliniktaschenbücher

G. Friese, A. Völcker: **Leitfaden für den klinischen Assistenten.** 27 Abb. IX, 170 Seiten. 1975
DM 19,80; US $8.20 ISBN 3-540-07245-4

W. Leydhecker: **Glaukom in der Praxis.** Ein Leitfaden
2. völlig neubearb. Aufl. 43 Abb., 2 Ausklapptafeln
mit 6 Tab. z. prakt. Arbeiten. XII, 178 Seiten. 1973
DM 12,80; US $5.30 ISBN 3-540-06452-4

H. Mörl: **Der „stumme" Myokardinfarkt.** Mit einem
Geleitwort von G. Schettler. 15 Abb., 16 Tab.
XIII, 113 Seiten. 1975. DM 18,80; US $7.80
ISBN 3-540-07318-3

G.-W. Schmidt: **Pädiatrie.** Klinik und Praxis.
33 Abb., 37 Tab. XII, 275 Seiten. 1974
DM 18,80; US $7.80 ISBN 3-540-06778-7

P. Schmidt, E. Deutsch, J. Kriehuber: **Diät für
chronisch Nierenkranke.** Eine Diätfibel für Ärzte,
Ditätassistenten und Patienten. 2 Abb., 19 Tab.
IX, 126 Seiten. 1973. DM 12,80; US $5.30
ISBN 3-540-06226-2

G. Wolff: **Die künstliche Beatmung auf Intensiv-
stationen.** Unter Mitarbeit von E. Grädel, D. Gasser
67 Abb. XV, 190 Seiten. 1975
DM 19,80; US $8.20 ISBN 3-540-07085-0

L. Leger, M. Nagel
Chirurgische Diagnostik
Krankheitslehre und Untersuchungstechnik
Einführung von L.F. Hollender
Vorwort von F. Kümmerle. Übersetzer: U. Nagel
2. korr. Aufl. 726 Abb. XXII, 386 Seiten. 1975
DM 58,−; US $23.80 ISBN 3-540-06459-1

Preisänderungen vorbehalten

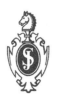

Springer-Verlag
Berlin Heidelberg New York